妇产科常见病诊断与治疗

强克萍　李彩琼　徐燕媚　主编

汕头大学出版社

图书在版编目(CIP)数据

妇产科常见病诊断与治疗 / 强克萍，李彩琼，徐燕媚主编. -- 汕头 : 汕头大学出版社, 2023.4
ISBN 978-7-5658-5003-5

Ⅰ. ①妇… Ⅱ. ①强… ②李… ③徐… Ⅲ. ①妇产科病-常见病-诊疗 Ⅳ. ①R71

中国国家版本馆CIP数据核字(2023)第073824号

妇产科常见病诊断与治疗
FUCHANKE CHANGJIANBING ZHENDUAN YU ZHILIAO

主　　编：	强克萍　李彩琼　徐燕媚
责任编辑：	黄洁玲
责任技编：	黄东生
封面设计：	中图时代
出版发行：	汕头大学出版社
	广东省汕头市大学路243号汕头大学校园内　邮政编码：515063
电　　话：	0754-82904613
印　　刷：	廊坊市海涛印刷有限公司
开　　本：	710 mm×1000 mm　1/16
印　　张：	10
字　　数：	160千字
版　　次：	2023年4月第1版
印　　次：	2023年6月第1次印刷
定　　价：	98.00元

ISBN 978-7-5658-5003-5

版权所有，翻版必究

如发现印装质量问题，请与承印厂联系退换

《妇产科常见病诊断与治疗》
编写委员会

主　编

强克萍（宁夏医科大学总医院）

李彩琼（德阳市人民医院）

徐燕媚（佛山市南海区第四人民医院）

努尔尼沙·阿力甫（新疆医科大学）

平　伟（山东省泰安市中医二院）

赵成鹏（青海省第五人民医院/青海省肿瘤医院）

副主编

李　旸（首都医科大学附属北京安定医院）

蒋　艳（资阳市第一人民医院）

柳　猛（湖北科技学院附属第二医院）

张　莉（山东省泰安市中医二院）

夏春芹（河北省滦南县妇幼保健院）

梁少凤（广州市番禺区第二人民医院）

李　倩（沧州市中心医院）

黄德厚（青岛大学附属妇女儿童医院）

李　彬（重庆市永川区妇幼保健院）

前　言

随着科学技术的不断发展和新技术的应用，人们对妇产科疾病又有了更深层的认识。因此科学地、合理地、正确地诊断与治疗，取得良好的治疗效果，是我们每一位妇产科医生所必备的技能。

我们编写了《妇产科常见病诊断与治疗》一书。本书全面系统地阐述了妇产科相关知识和技能，集中反映了近年来与妇产科诊疗技术相关的新观点、新技术，并结合临床实践经验，力求内容更深入、更具体，以期广大医务工作者能够从本书中获益，充分获取经验，不断总结提高，为保障人民群众健康做出更大的贡献。

由于作者水平所限，书中难免存在缺点和不足，恳请同行专家及广大读者予以批评指正，以便再版修改补充。

作　者

2023 年 2 月

目 录

第一章　女性生殖系统的生理特点 ·· 1
第一节　女性一生各阶段的生理特点 ·· 1
第二节　女性的卵巢周期 ··· 5
第三节　子宫内膜的周期性变化和月经 ·· 16
第四节　月经周期调节 ··· 20

第二章　女性生殖系统炎症 ··· 26
第一节　外阴及阴道炎症 ··· 26
第二节　宫颈炎症 ··· 41
第三节　盆腔炎性疾病 ··· 47

第三章　子宫内膜异位症和子宫腺肌病 ··· 59
第一节　子宫内膜异位症 ··· 59
第二节　子宫腺肌病 ··· 72

第四章　异常分娩 ·· 75
第一节　概　论 ··· 75
第二节　产力异常 ··· 79
第三节　产道异常 ··· 85
第四节　胎位异常 ··· 94

第五章　分娩期并发症 ·· 115
第一节　子宫破裂 ··· 115

第二节　羊水栓塞 …………………………………………………… 120

第三节　产后出血 …………………………………………………… 127

第六章　产褥期及产褥期疾病 ………………………………………… 138

第一节　正常产褥 …………………………………………………… 138

第二节　产褥感染 …………………………………………………… 145

参考文献 …………………………………………………………………… 152

第一章 女性生殖系统的生理特点

女性生殖系统具有生殖和内分泌双重生理功能，与机体其他系统的功能相互联系、相互影响。

第一节 女性一生各阶段的生理特点

女性从胚胎形成到衰老是一个渐进的生理过程，它体现了下丘脑-垂体-卵巢轴功能发育、成熟和衰退的变化过程。根据年龄和生理特征可将女性一生分为7个阶段，但其并无截然界限，可因遗传、环境、营养等因素的影响存在个体差异。

一、胎儿期

胎儿期是指从卵子受精至出生，共266日（从末次月经算起280日）。受精卵是由父系和母系来源的23对（46条）染色体组成的新个体，其中1对染色体在性发育中起决定性作用，称性染色体。性染色体X与Y决定着胎儿的性别，即XY合子发育为男性，XX合子发育为女性。胚胎6周后原始性腺开始分化，若胚胎细胞不含Y染色体，或Y染色体短臂上缺少决定男性性别的睾丸决定因子基因时，性腺分化缓慢，至胚胎8~10周性腺组织出现卵巢的结构。卵巢形成后，因无雄激素，无副中肾管抑制因子，所以中肾管退化，两条副中肾管发育成为女性生殖道。

二、新生儿期

出生后4周内称新生儿期。女性胎儿由于受胎盘及母体性腺产生的女性激素影响，其外阴较丰满，子宫、卵巢有一定程度的发育，乳房略隆起或少许泌乳。出生后脱离母体环境，血中女性激素水平迅速下降，可出现少量阴道流血。这些均属生理现象，短期内即可消退。

三、儿童期

从出生4周到12岁左右称儿童期。儿童早期（8岁之前）下丘脑-垂体-卵巢轴功能处于抑制状态，这与下丘脑、垂体对低水平雌激素（≤10pg/mL）的负反馈及中枢性抑制因素高度敏感有关。此期生殖器为幼稚型。外阴和阴道上皮很薄，阴道狭长，无皱襞，细胞内缺乏糖原，阴道酸度低，抵抗力弱，易发生炎症；宫体较小，而宫颈较长，两者比例为1:2，子宫肌层薄；输卵管弯曲而细长；卵巢长而窄，卵泡虽能大量自主生长，但仅发育到窦前期即萎缩、退化。子宫、输卵管及卵巢均位于腹腔内。儿童后期（约8岁起）下丘脑促性腺激素释放激素（gonadotropin releasing hormone，GnRH）抑制状态解除，卵巢内卵泡受促性腺激素的影响有一定发育并分泌性激素，但仍达不到成熟阶段。卵巢形态逐步变为扁卵圆形。子宫、输卵管及卵巢逐渐降至盆腔。皮下脂肪在胸、髋、肩部及外阴部堆积，乳房开始发育，初显女性特征。

四、青春期

由儿童期向性成熟期过渡的一段快速生长时期，是内分泌、生殖、体格、心理等逐渐发育成熟的过程。世界卫生组织（WHO）规定青春期为10~19岁。

青春期的发动通常始于8~10岁，此时中枢性负反馈抑制状态解除，促性腺激素释放激素开始呈脉冲式释放，继而引起促性腺激素和卵巢性激素水平升高、第二性征出现，并最终获得成熟的生殖功能。青春期发动的时间主要取决于遗传因素，此外尚与地理位置、体质、营养状况以及心理精神因素有关。

女性青春期第一性征的变化是在促性腺激素作用下，卵巢增大，卵泡开始发育和分泌雌激素，生殖器从幼稚型变为成人型。阴阜隆起，大、小阴唇变肥厚并有色素沉着；阴道长度及宽度增加，阴道黏膜变厚并出现皱襞；子宫增大，尤其宫体明显增大，宫体与宫颈的比例为2∶1；输卵管变粗，弯曲度减小，黏膜出现许多皱襞与纤毛；卵巢增大，皮质内有不同发育阶段的卵泡，致使卵巢表面稍呈凹凸不平。此时虽已初步具有生育能力，但整个生殖系统的功能尚未完善。

除生殖器官以外，其他女性特有的性征即第二性征包括音调变高，乳房发育，出现阴毛及腋毛，骨盆横径发育大于前后径，胸、肩部皮下脂肪增多等，这些变化呈现女性特征。

青春期按照顺序先后经历以下4个不同的阶段，各阶段有重叠，共需大约4.5年的时间。

（一）乳房萌发

乳房萌发是女性第二性征的最初特征。一般女孩接近10岁时乳房开始发育，约经过3.5年时间发育为成熟型。

（二）肾上腺功能

初现青春期肾上腺雄激素分泌增加引起阴毛和腋毛的生长，称为肾上腺功能初现。阴毛首先发育，约2年后腋毛开始发育。该阶段肾上腺皮质功能逐渐增强，血液循环中脱氢表雄酮（DHEA）、硫酸脱氢表雄酮（DHEAS）和雄烯二酮升高，肾上腺17α-羟化酶和17，20-裂解酶活性增强。肾上腺功能初现提示下丘脑-垂体-肾上腺雄性激素轴功能近趋完善。

(三) 生长加速

11~12岁青春期少女体格生长呈直线加速,平均每年生长9 cm,月经初潮后生长减缓。青春期生长加速是由于雌激素、生长激素和胰岛素样生长因子-Ⅰ分泌增加所致。

(四) 月经初潮

女孩第一次月经来潮称月经初潮,为青春期的重要标志。月经初潮平均晚于乳房发育2.5年时间。月经来潮提示卵巢产生的雌激素足以使子宫内膜增殖,雌激素达到一定水平且有明显波动时,引起子宫内膜脱落即出现月经。由于此时中枢对雌激素的正反馈机制尚未成熟,有时即使卵泡发育成熟也不能排卵,故月经周期常不规律,经5~7年建立规律的周期性排卵后,月经才逐渐正常。

此外,青春期女孩发生较大心理变化,出现性别意识,对异性有好奇心,情绪和智力发生明显变化,容易激动,想象力和判断力明显增强。

五、性成熟期

卵巢功能成熟并有周期性性激素分泌及排卵的时期称为性成熟期,一般自18岁左右开始,历时约30年。在性成熟期,生殖器官及乳房在卵巢分泌的性激素作用下发生周期性变化,此阶段是妇女生育功能最旺盛的时期,故亦称生育期。

六、绝经过渡期

卵巢功能开始衰退至最后一次月经的时期。可始于40岁,历时短至1~2年,长至10余年。此期由于卵巢功能逐渐衰退,卵泡不能发育成熟及排卵,因而月经不规律,常为无排卵性月经。最终由于卵巢内卵泡自然耗竭,对垂体促性腺激素丧失反应，导致卵巢功能衰竭，月经永久性停止，称绝经。中国妇女平均绝经年龄在 50 岁。以往一直采用"更年期"一词来形容女性这一特殊生理变更时期。由于更年期概念模糊，1994 年 WHO 废除"更年期"这一术语，推荐采用"围绝经期"一词，将其定义为从卵巢功能开始衰退直至绝经后 1 年内的时期。女性在绝经前后由于雌激素水平降低，可出现血管舒缩障碍和精神神经症状，在机体自主神经系统的调节和代偿下，大多数妇女无明显症状，部分妇女可出现潮热、出汗、失眠、抑郁或烦躁等，称为绝经综合征。

七、绝经后期

为绝经后的生命时期。在早期阶段，卵巢虽然停止分泌雌激素，但其间质仍能分泌少量雄激素，此期由雄激素在外周转化而来的雌酮成为循环中的主要雌激素。妇女 60 岁以后机体逐渐老化，进入老年期。此期卵巢功能已完全衰竭，除整个机体发生衰老改变外，生殖器官进一步萎缩老化，主要表现为雌激素水平低落，不足以维持女性第二性征，易感染发生老年性阴道炎，骨代谢失常引起骨质疏松，易发生骨折。

第二节　女性的卵巢周期

卵巢为女性的性腺，其主要功能为产生卵子并排卵和分泌女性激素。

从青春期开始到绝经前，卵巢在形态和功能上发生周期性变化称为卵巢周期。

一、卵泡发育和排卵

胚胎期，卵泡即已自主发育和闭锁；从青春期开始，卵泡周而复始地不断发育、成熟直至绝经前。

（一）卵泡发育

卵泡发育主要包括卵巢周期前卵泡形成与发育和卵巢周期中卵泡发育与成熟。

1. 卵巢周期前卵泡形成与发育

卵子的发生始于原始生殖细胞（primordial germ cell，PGCs）的形成，PGCs起源于卵黄囊尾侧的内胚层细胞，在胚胎发育过程中PGCs缓慢迁移至生殖嵴表面。胚胎6~8周时，PGCs不断有丝分裂，细胞数增多，体积增大，称为卵原细胞，约60万个。自胚胎11~12周开始卵原细胞进入第一次减数分裂，并静止于前期双线期，改称为初级卵母细胞。第一次减数分裂停滞主要与颗粒细胞分泌的某些物质抑制卵母细胞减数分裂的进行有关，如卵母细胞成熟抑制物和环磷酸腺苷（cAMP）等。胚胎16~20周时生殖细胞数目达到高峰，两侧卵巢共含600万~700万个（卵原细胞占1/3，初级卵母细胞占2/3）。胚胎16周至生后6个月，单层梭形前颗粒细胞围绕着停留于减数分裂双线期的初级卵母细胞形成始基卵泡，这是女性的基本生殖单位，也是卵细胞储备的唯一形式。胎儿期的卵泡不断闭锁，出生时剩100万~200万个，儿童期多数卵泡退化，至青春期只剩下30万~40万个。

卵泡自胚胎形成后即进入自主发育和闭锁的轨道，此过程不依赖于促性腺激素，其机制尚不清楚。

2. 卵巢周期中卵泡发育和成熟

进入青春期后，卵泡由自主发育推进至发育成熟的过程则依赖于促性腺激素的刺激。生育期每月发育一批（3~11个）卵泡，经过募集、选择，其中一般只有一个优势卵泡可达完全成熟，并排出卵子。其余的卵泡发育到一定程度通过细胞凋亡机制而自行退化，称卵泡闭锁。女性一生中一般只有400~500个卵泡发育成熟并排卵，仅占总数的0.1%左右。

卵泡的发育始于始基卵泡到初级卵泡的转化即启动募集，始基卵泡可以在卵巢内处于休眠状态数10年。始基卵泡发育远在月经周期起始之前，从始基卵泡至形成窦前卵泡需9个月以上的时间，从窦前卵泡发育到成熟卵泡经历持续生长期（1~4级卵泡）和指数生长期（5~8级卵泡），共需85日，实际上跨越了3个月经周期。

根据卵泡的形态、大小、生长速度和组织学特征，可将其生长过程分为以下几个阶段。

（1）始基卵泡：又称原始卵泡，位于卵巢皮质浅层，直径约30~60 μm，由停留于减数分裂双线期的初级卵母细胞被单层梭形前颗粒细胞围绕而形成。初级卵母细胞呈圆形，直径30~40 μm，核大而圆，染色质稀疏，核仁大而明显，胞质嗜酸性。

（2）窦前卵泡：始基卵泡的梭形前颗粒细胞分化为单层立方形细胞之后称为初级卵泡。初级卵泡直径大约60 μm，卵泡内的初级卵母细胞体积增大，核大呈泡状，核仁深染，胞质内高尔基复合体、粗面内质网、游离核糖体等均增多。与此同时，初级卵母细胞和颗粒细胞合成和分泌黏多糖，在卵母细胞周围形成一透明环形区，称透明带，人类透明带上至少含有3种糖蛋白，即ZP1、ZP2、ZP3。颗粒细胞的胞膜突起可穿过透明带与卵子的胞膜形成缝隙连接，为卵子的信息传递和营养提供了通道。

初级卵泡颗粒细胞的增殖使细胞的层数增至6~8层（600个细胞以下），卵泡进一步增大并进入卵巢髓质，直径约120 μm，称为次级卵泡。颗粒细胞内出现卵泡刺激素、雌激素（estrogen，E）和雄激素（androgen，A）3种受体，具备了对上述激素的反应性。卵泡基底膜附近的梭形细胞形成两层卵泡膜，即卵泡内膜和卵泡外膜。卵泡内膜细胞出现黄体生成素（luteinizing hormone，LH）受体，具备了合成甾体激素的能力。

（3）窦状卵泡：在雌激素和卵泡刺激素（follicle-stimulating hormone，FSH）的协同作用下，颗粒细胞间积聚的卵泡液增加，最后融合形成卵泡腔，卵泡增大直径达 500 μm，称为窦状卵泡。窦状卵泡发育的后期，相当于前一卵巢周期的黄体晚期及本周期卵泡早期，血清 FSH 水平及其生物活性增高，超过一定阈值后，卵巢内有一组窦状卵泡群进入了"生长发育轨道"，这种现象称为周期募集。约在月经周期第 7 日，在被募集的发育卵泡群中，FSH 阈值最低的一个卵泡，优先发育成为优势卵泡，其余的卵泡逐渐退化闭锁，这个现象称为选择。月经周期第 11~13 日，优势卵泡增大至 18 mm 左右，分泌雌激素量增多，使血清雌激素量达到 300pg/mL 左右。不仅如此，在 FSH 刺激下，颗粒细胞内又出现了 LH 受体及催乳激素（prolactin，PRL）受体，具备了对 LH、PRL 的反应性。此时便形成了排卵前卵泡。

（4）排卵前卵泡：为卵泡发育的最后阶段，亦称成熟卵泡或格拉夫卵泡。卵泡液急骤增加，卵泡腔增大，卵泡体积显著增大，直径可达 18~23 mm，卵泡向卵巢表面突出，其结构从外到内依次为：

①卵泡外膜：为致密的卵巢间质组织，与卵巢间质无明显界限。

②卵泡内膜：从卵巢皮质层间质细胞衍化而来，细胞呈多边形，较颗粒细胞大，此层含丰富血管。

③颗粒细胞层：分布在卵泡腔周围的颗粒细胞，细胞呈立方形，细胞间无血管存在，营养来自外周的卵泡内膜。

④卵泡腔：腔内充满大量清澈的卵泡液和雌激素。

⑤卵丘：由于卵泡腔的扩大，卵母细胞周围的颗粒细胞被挤到卵泡的一侧，呈丘状突出于卵泡腔，称为卵丘，卵细胞深藏其中。

⑥放射冠：直接围绕卵细胞的一层颗粒细胞，呈放射状排列。

⑦透明带：在放射冠与卵细胞之间有一层很薄的透明膜，称透明带。

（二）排卵

卵母细胞及其外面的透明带、放射冠和卵丘共同形成的卵冠丘复合体（oocyte corona cumulus complex，OCCC）一起排出的过程称排卵。排卵过程包括卵母细胞完成第一次减数分裂和卵泡壁胶原层的分解及小孔形成后卵子的排出活动。排卵前，成熟卵泡分泌的雌二醇在循环中达到对下丘脑起正反馈调节作用的峰值（$E_2 \geq 200$ pg/mL），并持续48小时以上时，可促使下丘脑GnRH的大量释放，继而引起垂体释放促性腺激素，出现LH/FSH峰。LH峰是即将排卵的可靠指标，出现于卵泡破裂前36小时，持续约48小时。LH峰使初级卵母细胞完成第一次减数分裂，排出第一极体，成熟为次级卵母细胞。次级卵母细胞随即进行第二次减数分裂，并停滞于第二次减数分裂中期（metaphase Ⅱ，MⅡ）称为成熟卵子，具备了受精能力。在LH峰作用下排卵前卵泡黄素化，产生少量孕酮。LH/FSH排卵峰与孕酮协同作用，激活卵泡液内蛋白溶酶活性，使卵泡壁隆起尖端部分的胶原消化形成小孔，称排卵孔。排卵前卵泡液中前列腺素显著增加，排卵时达高峰。前列腺素可促进卵泡壁释放蛋白溶酶，刺激卵巢平滑肌收缩，有助于排卵。排卵多发生在下次月经来潮前14日左右，卵子可由两侧卵巢轮流排出，也可由一侧卵巢连续排出。卵子排出后，经输卵管伞部捡拾、输卵管壁蠕动以及输卵管黏膜纤毛活动等协同作用进入输卵管壶腹部与峡部连接处等待受精。排出的卵子若受精，方能完成第二次减数分裂，同时排出第二极体，形成受精卵。排卵后12~24小时卵子即失去受精能力。

（三）黄体形成及退化

排卵后卵泡液流出，卵泡腔内压下降，卵泡壁塌陷，形成许多皱襞，卵泡壁的卵泡颗粒细胞和卵泡内膜细胞向内侵入，周围由卵泡外膜包围，共同形成黄体。卵泡颗粒细胞和卵泡内膜细胞在 LH 排卵峰的作用下进一步黄素化，分别形成颗粒黄体细胞及卵泡膜黄体细胞。两种黄体细胞都含有胡萝卜素，该色素含量多寡决定黄体颜色的深浅。黄体细胞的直径由原来的 12~14 μm 增大到 35~50 μm。在血管内皮生长因子作用下颗粒细胞血管化。排卵后 7~8 日（相当于月经周期第 22 日左右）黄体体积和功能达到高峰，直径 1~2 cm，外观黄色。正常黄体功能的建立需要理想的排卵前卵泡发育，特别是 FSH 刺激，以及一定水平的持续性 LH 维持。

若排出的卵子受精，则黄体在胚胎滋养细胞分泌的绒毛膜促性腺激素作用下增大，转变为妊娠黄体，至妊娠 3 个月末退化。此后胎盘形成并分泌甾体激素维持妊娠。

若卵子未受精，黄体在排卵后 9~10 日开始退化，黄体功能限于 14 日，其机制尚未完全明确，可能与其分泌的雌激素溶黄体作用有关，其作用由卵巢局部前列腺素和内皮素-Ⅰ所介导。黄体退化时黄体细胞逐渐萎缩变小，周围的结缔组织及成纤维细胞侵入黄体，逐渐由结缔组织所代替，组织纤维化，外观色白，称白体。黄体衰退后月经来潮，卵巢中又有新的卵泡发育，开始新的周期。

二、卵巢性激素的合成及分泌

卵巢合成及分泌的性激素主要为雌激素、孕激素及少量雄激素，均为甾体激素。卵泡膜细胞和颗粒细胞为排卵前雌激素的主要来源，黄体细胞在排卵后分泌大量的孕激素及雌激素。雄激素（睾酮）主要由卵巢门细胞产生。

（一）甾体激素的基本化学结构

甾体激素属类固醇激素，其基本化学结构为环戊烷多氢菲环。由 3 个 6-碳环和 1 个 5-碳环组成，其中第 1 个为苯环，第 2 个为萘环，第 3 个为菲环外加环戊烷，它们构成类固醇激素的核心结构。根据碳原子数目分为3组：①21-碳类固醇：包括孕酮，基本结构是孕烷核；②19-碳类固醇：包括所有雄激素，基本结构是雄烷核；③18-碳类固醇：包括雌二醇、雌酮、雌三醇，基本结构为雌烷核。

（二）甾体激素的生物合成与分泌

卵巢甾体激素生物合成需要多种羟化酶及芳香化酶的作用，它们都属于细胞色素 P450 超基因家族。在 LH 的刺激下，卵泡膜细胞内胆固醇经线粒体内细胞色素 P450 侧链裂解酶催化，形成孕烯醇酮，这是性激素合成的限速步骤。孕烯醇酮合成雄烯二酮有 $\triangle^4$ 和 $\triangle^5$ 两条途径。卵巢在排卵前以 $\triangle^5$ 途径合成雌激素，排卵后可通过 $\triangle^4$ 和 $\triangle^5$ 两条途径合成雌激素。孕酮的合成是通过 $\triangle^4$ 途径。卵巢雌激素的合成是由卵泡膜细胞与颗粒细胞在 FSH 与 LH 的共同作用下完成的：LH 与卵泡膜细胞 LH 受体结合后可使胆固醇形成睾酮和雄烯二酮，后二者进入颗粒细胞内成为雌激素的前身物质；FSH 与颗粒细胞上 FSH 受体结合后激活芳香化酶，将睾酮和雄烯二酮分别转化为雌二醇和雌酮，进入血液循环和卵泡液中。

（三）甾体激素的运输及代谢

甾体激素主要在肝内代谢，在肝内经葡萄糖醛酸转移酶等作用，发生甾体激素的结构破坏、解离等。雌二醇的代谢产物为雌酮及其硫酸盐、雌三醇、2羟雌酮等，主要经肾脏排出；经胆汁排入肠内可再吸收入肝，即肝肠循环。孕激素主要代谢为孕二醇，经肾脏排出体外；睾酮代谢为雄酮、原胆烷醇酮，主要以葡萄糖醛酸盐的形式经肾脏排出体外。

（四）卵巢性激素分泌的周期性变化

1. 雌激素

卵泡开始发育时，只分泌少量雌激素；至月经第 7 日卵泡分泌雌激素量迅速增加，于排卵前形成高峰，排卵后稍减少。约在排卵后 1~2 日，黄体开始分泌雌激素使血液循环中雌激素又逐渐上升。约在排卵后 7~8 日黄体成熟时，形成血液循环中雌激素第二高峰，此峰低于排卵前第一高峰。此后，黄体萎缩，雌激素水平急剧下降，于月经期前达最低水平。

2. 孕激素

卵泡期卵泡不分泌孕酮，排卵前成熟卵泡的颗粒细胞在 LH 排卵高峰的作用下黄素化，并开始分泌少量孕酮；排卵后黄体分泌孕酮逐渐增加，至排卵后 7~8 日黄体成熟时，分泌量达最高峰，以后逐渐下降，到月经来潮时降至卵泡期水平。

3. 雄激素

女性雄激素主要来自肾上腺，卵巢也能分泌部分雄激素，包括睾酮、雄烯二酮和脱氢表雄酮。卵巢内泡膜层是合成分泌雄烯二酮的主要部位，卵巢间质细胞和门细胞主要合成与分泌睾酮。排卵前循环中雄激素升高，一方面可促进非优势卵泡闭锁，另一方面可提高性欲。

（五）卵巢性激素的作用

1. 雌激素的生理作用

（1）子宫内膜：使内膜间质和腺体增殖和修复。

（2）子宫肌：促进子宫平滑肌细胞的增生肥大，使肌层增厚；增进血运，促使和维持子宫发育；增加子宫平滑肌对缩宫素的敏感性。

（3）宫颈：使宫颈口松弛、扩张，宫颈黏液分泌增加，性状变稀薄，富有弹性，易拉成丝状，有利于精子通过。

（4）输卵管：促进输卵管肌层发育及上皮的分泌活动，并可加强输卵管肌节律性收缩的振幅。

（5）阴道上皮：促进阴道上皮基底层细胞增生、分化、成熟及表浅上皮细胞角化，黏膜变厚，并增加细胞内糖原含量，使阴道维持酸性环境。

（6）外生殖器：使阴唇发育、丰满、色素加深。

（7）第二性征：使乳腺管增生，乳头、乳晕着色，促使其他第二性征发育。

（8）卵巢：协同促性腺激素促使卵泡发育。

（9）下丘脑、垂体：通过对下丘脑和垂体的正负反馈调节，控制促性腺激素的分泌。

（10）代谢作用：促进水钠潴留；促进肝脏高密度脂蛋白合成，抑制低密度脂蛋白合成，降低循环中胆固醇水平，维持血管张力，保持血流稳定；维持和促进骨基质代谢，促进长骨骨骺的闭合，对肠道钙的吸收、肾脏钙的重吸收及钙盐、磷盐在骨质中沉积均具有促进作用，以维持正常骨质。

2. 孕激素的生理作用

孕激素通常在雌激素的作用基础上发挥作用。

（1）子宫内膜：使增殖期子宫内膜转化为分泌期内膜，为受精卵着床及其后的胚胎发育做好准备。

（2）子宫肌：降低子宫平滑肌兴奋性及其对缩宫素的敏感性，从而抑制子宫收缩，有利于胚胎及胎儿宫内生长发育。

（3）宫颈：使宫颈口闭合，黏液变黏稠，形成黏液栓阻塞宫颈口，阻止精子及微生物进入。

（4）输卵管：使输卵管上皮纤毛细胞和管腔黏液的分泌减少，抑制输卵管肌节律性收缩的振幅。

(5) 阴道上皮：加快阴道上皮细胞脱落。

(6) 乳房：促进乳腺腺泡发育。

(7) 下丘脑、垂体：孕激素在月经中期具有增强雌激素对垂体 LH 排卵峰释放的正反馈作用；在黄体期对下丘脑、垂体有负反馈作用，抑制促性腺激素分泌。

(8) 代谢作用：促进水钠排泄。

(9) 体温：孕酮对体温调节中枢具有兴奋作用，可使基础体温在排卵后升高 $0.3\sim0.5$ ℃。临床上可以此作为判断是否排卵、排卵日期及黄体功能的标志之一。

(10) 孕激素与雌激素的协同和拮抗作用：一方面，孕激素在雌激素作用的基础上，进一步促使女性生殖器和乳房的发育，为妊娠准备条件，二者有协同作用；另一方面，雌激素和孕激素又有拮抗作用，雌激素促进子宫内膜增生及修复，孕激素则限制子宫内膜增生，并使增生的子宫内膜转化为分泌期。其他拮抗作用表现在子宫收缩、输卵管蠕动、宫颈黏液变化、阴道上皮细胞角化和脱落以及水钠潴留与排泄等方面。

3. 雄激素的生理作用

(1) 对女性生殖系统的影响：自青春期开始，雄激素分泌增加，促使阴蒂、阴唇和阴阜的发育，促进阴毛、腋毛的生长。但雄激素过多会对雌激素产生拮抗作用，如减缓子宫及其内膜的生长和增殖，抑制阴道上皮的增生和角化。长期使用雄激素，可出现男性化的表现。雄激素还与性欲有关。

(2) 对机体代谢功能的影响：雄激素能促进蛋白合成，促进肌肉生长，并刺激骨髓中红细胞的增生。在性成熟前，促使长骨骨基质生长和钙的保留；性成熟后可导致骨骺的关闭，使生长停止。可促进肾远曲小管对水、钠的重吸收并保留钙。

(六) 甾体激素的作用机制

甾体激素具有脂溶性，主要通过扩散方式进入细胞内，与胞质受体结合，形成激素-胞质受体复合物。靶细胞胞质中存在的甾体激素受体与相应激素结合具有很强的亲和力和专一性。当激素进入细胞内与胞质受体结合后，受体蛋白发生构型变化和热休克蛋白解离，从而使激素-胞质受体复合物获得进入细胞核内的能力，并由胞质转移至核内，与核内受体结合，形成激素-核受体复合物，从而引发 DNA 的转录过程，生成特异的 mRNA，在胞质核糖体内翻译，生成蛋白质，发挥相应的生物效应。

三、卵巢分泌的多肽物质

卵巢除分泌甾体激素外，还分泌一些多肽激素、细胞因子和生长因子。

(一) 多肽激素

在卵泡液中可分离到 3 种多肽，根据它们对 FSH 产生的影响不同，分为抑制素、激活素和卵泡抑制素（follistatin，FS）。它们既来源于卵巢颗粒细胞，也产生于垂体促性腺细胞，与卵巢甾体激素系统一样，构成调节垂体促性腺激素合成与分泌的激活素-抑制素-卵泡抑制素系统。

1. 抑制素

有两个不同的亚单位（α 和 β）通过二硫键连接，β 亚单位再分为 $β_A$ 和 $β_B$，形成抑制素 A（$αβ_A$）和抑制素 B（$αβ_B$）。它的主要生理作用是选择性地抑制垂体 FSH 的产生，包括 FSH 的合成和分泌，另外，它也能增强 LH 的活性。

2. 激活素

由抑制素的两个 β 亚单位组成，形成激活素 A、激活素 AB 和激活素 B。近年来发现激活素还有其他亚单位。激活素主要在垂体局部通过自分泌作用，增加垂体细胞的 GnRH 受体数量，提高垂体对 GnRH 的反应性，从而刺激 FSH 的产生。

3. 卵泡抑制素

卵泡抑制素是一个高度糖基化的多肽，它与抑制素和激活素的 β 亚单位具有亲和力。激活素与之结合后，失去刺激 FSH 产生的能力。卵泡抑制素的主要功能是通过自分泌/旁分泌作用，抑制 FSH 的产生。

（二）细胞因子和生长因子

卵巢还分泌白细胞介素-Ⅰ、肿瘤坏死因子-α、胰岛素样生长因子、血管内皮生长因子、表皮生长因子、成纤维细胞生长因子、血小板衍生生长因子等细胞因子和生长因子，通过自分泌或旁分泌形式也参与卵泡生长发育的调节。

第三节 子宫内膜的周期性变化和月经

卵巢周期导致整个生殖系统的周期性变化，其中子宫内膜的周期性变化最为显著。

一、子宫内膜的周期性变化

子宫内膜的周期性变化主要包括子宫内膜的组织学和生物化学的相应性变化。

（一）子宫内膜的组织学变化

子宫内膜从形态学上分为功能层和基底层。子宫内膜功能层是胚胎植入的部位，受卵巢激素变化的调节，有周期性增殖、分泌和脱落性变化；基底层在月经后再生并修复子宫内膜创面，重新形成子宫内膜功能层。据其组织学变化将月经周期分为增殖期、分泌期、月经期3个阶段（以一个正常月经周期28日为例）。

1. 增殖期

月经周期第5~14日，与卵巢周期中的卵泡期成熟阶段相对应。在雌激素作用下，内膜表面上皮、腺体、间质、血管均呈增殖性变化，称增殖期。该期子宫内膜厚度自0.5 mm增生至3~5 mm。增殖期又可分早、中、晚3期。

（1）增殖早期：月经周期第5~7日。此期内膜薄，仅1~2 mm；腺体短、直、细且稀疏，腺上皮细胞呈立方形或低柱状；间质致密，间质细胞呈星形，间质中的小动脉较直、壁薄。

（2）增殖中期：月经周期第8~10日。此期内膜腺体数增多、伸长并稍有弯曲；腺上皮细胞增生活跃，细胞呈柱状，开始有分裂象；间质水肿在此期最为明显。

（3）增殖晚期：月经周期第11~14日。此期内膜进一步增厚，达3~5 mm，表面高低不平，略呈波浪形；腺上皮变为高柱状，增殖为假复层上皮，核分裂象增多，腺体更长，呈弯曲状；间质细胞呈星状，并相互结合成网状；组织内水肿明显，小动脉增生，管腔增大，呈弯曲状。

2. 分泌期

月经周期第15~28日，与卵巢周期中的黄体期相对应。黄体分泌的孕激素、雌激素使增殖期内膜继续增厚，腺体更增长弯曲，出现分泌现象；血管迅速增加，更加弯曲；间质疏松并水肿。此时内膜厚且松软，含有丰富的营养物质，有利于受精卵着床发育。整个分泌期亦分为3期：

（1）分泌早期：月经周期第15~19日。此期内膜腺体更长，弯曲更明显，腺上皮细胞开始出现含糖原的核下空泡，为该期的组织学特征；间质水肿，螺旋小动脉继续增生、弯曲。

（2）分泌中期：月经周期第20~23日。子宫内膜较前更厚并呈锯齿状。腺体内的分泌上皮细胞顶端胞膜破裂，细胞内的糖原溢入腺体，称顶浆分泌。内膜的分泌还包括血浆渗出，血液中重要的免疫球蛋白与上皮细胞分泌的结合蛋白结合，进入子宫内膜腔。子宫内膜的分泌活动在月经中期 LH 峰后第 7 日达到高峰，恰与囊胚植入同步。此期间质更加疏松、水肿，螺旋小动脉进一步增生并卷曲。

（3）分泌晚期：月经周期第 24~28 日。此期为月经来潮前期，相当于黄体退化阶段。该期子宫内膜呈海绵状，厚达 10 mm。内膜腺体开口面向宫腔，有糖原等分泌物溢出，间质更疏松、水肿。表面上皮细胞下的间质分化为肥大的蜕膜样细胞和小圆形的有分叶核及玫瑰红颗粒的内膜颗粒细胞；螺旋小动脉迅速增长，超出内膜厚度，更加弯曲，血管管腔也扩张。

在排卵后的 6~10 天即月经周期的 20~24 天，分泌期子宫内膜由非接受状态发展到接受状态，在短时间内允许胚胎植入，即子宫内膜的容受性，这一时期称为"种植窗"。

3. 月经期

月经周期第 1~4 日，为子宫内膜海绵状功能层从基底层崩解脱落期，这是由于卵子未受精，卵巢内的黄体退化，体内孕酮和雌激素含量骤然下降的最后结果。经前 24 小时，内膜螺旋动脉节律性收缩及舒张，继而出现逐渐加强的血管痉挛性收缩，导致远端血管壁及组织缺血坏死、剥脱，脱落的内膜碎片及血液一起从阴道流出，即月经来潮。子宫内膜的修复开始于月经周期第 2~3 天，一般在 48 小时之内修复完毕。

二、子宫内膜的生物化学研究

（一）甾体激素和蛋白激素受体

1. 甾体激素受体

增殖期子宫内膜腺细胞和间质细胞富含雌、孕激素受体。雌激素受体在增殖期子宫内膜含量最高,排卵后明显减少。孕激素受体在排卵时达高峰,随后腺上皮孕激素受体逐渐减少,而间质细胞孕激素受体含量相对增加。

2. 蛋白激素受体

子宫内膜上皮和腺上皮存在 HCG/LH 受体的表达,功能尚不清楚。子宫内膜中亦存在生长激素受体/生长激素结合蛋白的表达,可能对子宫内膜发育有一定影响。

(二) 各种酶类

一些组织水解酶如酸性磷酸酶、β-葡萄糖醛酸酶等能使蛋白质、核酸和黏多糖分解。这些酶类平时被限制在溶酶体内,不具有活性。排卵后若卵子未受精,黄体经一定时间后萎缩,雌、孕激素水平下降,溶酶体膜的通透性增加,多种水解酶释放入组织,影响子宫内膜的代谢,对组织有破坏作用,从而造成内膜的剥脱和出血。

(三) 酸性黏多糖

在雌激素作用下,子宫内膜间质细胞能产生一种和蛋白质结合的碳水化合物,称酸性黏多糖。雌激素能促使酸性黏多糖(AMPS)在间质中浓缩聚合,成为内膜间质的基础物质,对增殖期子宫内膜的成长起支架作用。排卵后,孕激素可抑制 AMPS 的生成和聚合,促使其降解,致使子宫内膜黏稠的基质减少,血管壁的通透性增加,有利于营养及代谢产物的交换,并为受精卵着床和发育做好准备。

(四) 血管收缩因子

月经来潮前 24 小时子宫内膜缺血、坏死,释放前列腺素 $F_2\alpha$ 和内皮素-I 等,使月经期血管收缩因子达最高水平,另外,血小板凝集产生的血栓素 $(TX)_{A2}$ 也具有血管收缩作用,从而引起子宫血管和肌层节律性收缩,而且整个经期血管的收缩呈进行性加强，导致内膜功能层迅速缺血坏死、崩解脱落。

三、正常月经

月经是指伴随卵巢周期性变化而出现的子宫内膜周期性脱落及出血。规律月经的建立是生殖功能成熟的重要标志。月经初潮年龄多在13~15岁，但可能早在11~12岁，迟至15~16岁。16岁以后月经尚未来潮应查明原因。月经初潮年龄与营养、遗传、体质状况等因素有关。近年，月经初潮年龄有提前趋势。

（一）月经血的特征

月经血呈暗红色，除血液外，还有子宫内膜碎片、炎性细胞、宫颈黏液及脱落的阴道上皮细胞。75%月经血来自动脉，25%来自静脉，由于纤维蛋白溶酶对纤维蛋白的溶解作用，导致月经血的高纤溶活性，有利于经血和组织纤维的液化和排出。通常月经血不凝，如出血速度过快也可形成血块。

（二）正常月经的临床表现

正常月经具有周期性。出血第一日为月经周期的开始，两次月经第一日的间隔时间为一个月经周期。一般为21~35日，平均28日。每次月经的持续时间称经期，一般为2~8日，多数为4~6日。经量为一次月经的总失血量，正常为20~60 mL，多于80 mL为月经过多。月经属生理现象，月经期一般无特殊症状，有些妇女可出现下腹及腰骶部不适，少数妇女可有头痛及轻度神经系统不稳定症状。

第四节 月经周期调节

生殖系统的周期性变化是女性的重要生理特点，月经是该变化的重要标志。月经周期的调节是一个复杂的过程，主要涉及下丘脑、垂体和卵巢。下丘脑分泌促性腺激素释放激素通过调节垂体促性腺激素的分泌来调控卵巢功能。卵巢分泌的性激素对下丘脑-垂体又有反馈调节作用。下丘脑、垂体与卵巢之间相互调节、相互影响，形成一个完整而协调的神经内分泌系统，称为下丘脑-垂体-卵巢轴（hypothalamus-pituitary-ovary axis，HPOA）。除下丘脑、垂体和卵巢激素之间的相互调节外，抑制素-激活素-卵泡抑制素系统也参与 HPOA 对月经周期的调节。此外，HPOA 的神经内分泌活动还受到大脑高级中枢的影响。

一、下丘脑促性腺激素释放激素

促性腺激素释放激素（gonadotropin-releasing hormone，GnRH）是下丘脑弓状核神经细胞分泌的一种十肽激素，通过垂体门脉系统输送到腺垂体，其生理功能是调节垂体促性腺激素的合成和分泌。其分泌特征是脉冲式释放，脉冲频率为 60~120 分钟，其频率与月经周期时相有关。正常月经周期的生理功能和病理变化均伴有相应的 GnRH 脉冲式分泌模式变化。GnRH 的脉冲式释放可调节 LH/FSH 的比值。脉冲频率减慢时，血中 FSH 水平升高，LH 水平降低，从而 LH/FSH 比值下降；频率增加时，LH/FSH 比值升高。

下丘脑是 HPOA 的启动中心，GnRH 的分泌受垂体促性腺激素和卵巢性激素的反馈调节，包括起促进作用的正反馈和起抑制作用的负反馈调节。反馈调节包括长反馈、短反馈和超短反馈 3 种。长反馈指卵巢分泌到循环中的性激素对下丘脑的反馈作用；短反馈是指垂体激素对下丘脑 GnRH 分泌的负反馈调节；超短反馈是指 GnRH 对其本身合成的负反馈调节。这些激素反馈信号和来自神经系统高级中枢的神经信号一样，通过多种神经递质，包括去甲肾上腺素、多巴胺、内啡肽、5-羟色胺和降黑素等调节 GnRH 的分泌。去甲肾上腺素促进 GnRH 的释放，内源性鸦片肽抑制 GnRH 的释放，多巴胺对 CnRH 的释放则具有促进和抑制双重作用。

二、垂体生殖激素

腺垂体分泌的直接与生殖有关的激素有促性腺激素和催乳激素。

(一) 促性腺激素

腺垂体的促性腺激素细胞分泌 FSH 和 LH。它们对 GnRH 的脉冲式刺激起反应，自身亦呈脉冲式分泌，并受卵巢性激素和抑制素的调节。FSH 和 LH 均为糖蛋白激素，皆由 α 与 β 两个亚单位肽链以共价键结合而成。它们的 α 亚基结构相同，β 亚基结构不同。β 亚基是决定激素特异抗原性和特异功能的部分，但必须与 α 亚基结合成完整分子才具有生物活性。人类的促甲状腺激素（TSH）和人绒毛膜促性腺激素（hCG）也均由 α 和 β 两个亚单位组成。这 4 种糖蛋白激素的 α 亚单位中的氨基酸组成及其序列基本相同，它们的免疫反应也基本相同，各激素的特异性均存在于 β 亚单位。

FSH 是卵泡发育必需的激素，其主要生理作用包括：①直接促进窦前卵泡及窦状卵泡颗粒细胞增殖与分化，分泌卵泡液，使卵泡生长发育；②激活颗粒细胞芳香化酶，合成与分泌雌二醇；③在前一周期的黄体晚期及卵泡早期，促使卵巢内窦状卵泡群的募集；④促使颗粒细胞合成分泌胰岛素样生长因子及其受体、抑制素、激活素等物质，并与这些物质协同作用，调节优势卵泡的选择与非优势卵泡的闭锁退化；⑤在卵泡期晚期与雌激素协同，诱导颗粒细胞生成 LH 受体，为排卵及黄素化作准备。

LH 的生理作用包括：①在卵泡期刺激卵泡膜细胞合成雄激素，主要是雄烯二酮，为雌二醇的合成提供底物；②排卵前促使卵母细胞最终成熟及排卵；③在黄体期维持黄体功能，促进孕激素、雌二醇和抑制素 A 的合成与分泌。

(二) 催乳激素（prolactin，PRL）

PRL 是由腺垂体的催乳细胞分泌的由 198 个氨基酸组成的多肽激素，具有促进乳汁合成功能。其分泌具有节律性和脉冲式，主要受下丘脑释放入门脉循环的多巴胺（PRL抑制因子）抑制性调节。

三、卵巢性激素的反馈调节

卵巢分泌的雌、孕激素对下丘脑-垂体具有反馈调节作用。

（一）雌激素

雌激素对下丘脑产生负反馈和正反馈两种作用。在卵泡期早期，一定水平的雌激素负反馈作用于下丘脑，抑制GnRH释放，并降低垂体对GnRH的反应性，从而实现对垂体促性腺激素脉冲式分泌的抑制。在卵泡期晚期，随着卵泡的发育成熟，当雌激素的分泌达到阈值（≥200 pg/mL）并维持48小时以上，雌激素即可发挥正反馈作用，刺激LH分泌高峰。在黄体期，协同孕激素对下丘脑有负反馈作用。

（二）孕激素

在排卵前，低水平的孕激素可增强雌激素对促性腺激素的正反馈作用。在黄体期，高水平的孕激素对促性腺激素的脉冲分泌产生负反馈抑制作用。

四、月经周期的调控过程

（一）卵泡期

月经周期的长短取决于卵泡生长发育的速率和质量，即卵泡期的长短。在一次月经周期的黄体萎缩后，雌、孕激素和抑制素A水平降至最低，对下丘脑和垂体的抑制解除，下丘脑又开始分泌GnRH，使垂体FSH分泌增加，促进卵泡发育，分泌雌激素，子宫内膜发生增殖期变化。随着雌激素逐渐增加，其对下丘脑的负反馈增强，抑制下丘脑GnRH的分泌，加之抑制素B的作用，使垂体FSH

分泌减少。随着卵泡逐渐发育,接近成熟时卵泡分泌的雌激素达到 200pg/mL,并持续 48 小时以上,即对下丘脑和垂体产生正反馈作用,形成 LH 和 FSH 峰,两者协同作用,促使成熟卵泡排卵。

(二) 黄体期

排卵后循环中 LH 和 FSH 均急剧下降,在少量 LH 和 FSH 作用下,黄体形成并逐渐发育成熟。黄体主要分泌孕激素,也分泌雌二醇,使子宫内膜发生分泌期变化。排卵后第 7~8 日循环中孕激素达到高峰,雌激素亦达到又一高峰。由于大量孕激素和雌激素以及抑制素 A 的共同负反馈作用,又使垂体 LH 和 FSH 分泌相应减少,黄体开始萎缩,雌、孕激素分泌减少,子宫内膜失去性激素支持,发生剥脱而月经来潮。雌、孕激素和抑制素 A 的减少解除了对下丘脑和垂体的负反馈抑制,FSH 分泌增加,卵泡开始发育,下一个月经周期重新开始,如此周而复始。

月经周期主要受 HPOA 的神经内分泌调控,同时也受抑制素-激活素-卵泡抑制素系统的调节,此外,其他腺体内分泌激素对月经周期也有影响。HPOA 的生理活动还受大脑皮层神经中枢的调节,如外界环境、精神因素等均可影响月经周期。大脑皮层、下丘脑、垂体和卵巢任何一个环节发生障碍,都会引起卵巢功能紊乱,导致月经失调。

五、小结

女性一生根据年龄和生理特征分为 7 个时期,它是一个渐进性的生理过程,其中生殖系统的变化较为显著。卵巢作为女性的性腺,具有生殖和内分泌的双重功能,从青春期开始到绝经前卵巢在形态和功能上发生周期性变化,每个卵巢周期有一批卵泡发育,但只有一个发育成熟并排卵。卵巢合成和分泌雌、孕激素及少量雄激素,它们的生理作用既有协同又有拮抗。伴随着卵巢周期,生殖系统出现周期性变化，其中以子宫内膜的变化最为突出。子宫内膜经历增殖期、分泌期，出现周期性的剥脱出血形成月经。月经周期主要受下丘脑-垂体-卵巢轴（HPOA）的神经内分泌调控，亦受大脑高级中枢活动的影响。

第二章　女性生殖系统炎症

生殖系统炎症是妇女常见疾病，包括下生殖道的外阴炎、阴道炎、宫颈炎症和上生殖道的盆腔炎性疾病。炎症可局限于一个部位或多个部位同时受累；病情可轻可重，轻者无症状，重者引起败血症甚至感染性休克、死亡。引起炎症的病原体包括多种微生物如细菌、病毒、真菌及原虫等。

女性生殖道的解剖特点、生理生化特点及局部免疫系统具有比较完善的自然防御功能，在健康妇女外阴、阴道内虽有某些病原体存在，但并不引起生殖系统炎症。当自然防御功能遭到破坏，内源性菌群发生变化或外源性致病菌侵入，均可导致炎症发生。

第一节　外阴及阴道炎症

外阴及阴道炎症是妇科最常见疾病，各年龄组均可发病。外阴阴道与尿道、肛门毗邻，局部潮湿，易受污染；生育年龄妇女性活动较频繁，且外阴阴道是分娩、宫腔操作的必经之道，容易受到损伤及外界病原体的感染；绝经后妇女及婴幼儿雌激素水平低，局部抵抗力下降，也易发生感染。外阴及阴道炎症可单独存在，也可两者同时存在。

(1) 阴道正常微生物群：正常阴道内有微生物寄居，形成阴道正常微生物群，包括：①革兰阳性需氧菌及兼性厌氧菌：乳杆菌、棒状杆菌、非溶血性链球菌、肠球菌及表皮葡萄球菌等；②革兰阴性需氧菌及兼性厌氧菌：加德纳菌（此菌革兰染色变异，有时呈革兰阳性）、大肠埃希菌及摩根菌等；③专性厌氧菌：消化球菌、消化链球菌、类杆菌、动弯杆菌、梭杆菌及普雷沃菌等；④支原体及假丝酵母菌。正常妇女阴道内可分离出 20 余种微生物，平均每个妇女可分离出 6~8 种微生物，其中以细菌为主。

（2）阴道生态系统及影响阴道生态平衡的因素：虽然正常阴道内有多种微生物存在，但由于阴道与这些微生物之间形成生态平衡并不致病。在维持阴道生态平衡中，乳杆菌、阴道 pH 及雌激素起重要作用。生理情况下，雌激素使阴道上皮增生变厚并增加细胞内糖原含量，阴道上皮细胞分解糖原为单糖，阴道乳杆菌将单糖转化为乳酸，维持阴道正常的酸性环境（pH≤4.5，多在 3.8~4.4），抑制其他病原体生长，称为阴道自净作用。正常阴道菌群中，以产生过氧化氢（H_2O_2）的乳杆菌为优势菌，乳杆菌除维持阴道的酸性环境外，其产生的 H_2O_2 及其他抗微生物因子可抑制或杀灭其他细菌，同时通过竞争排斥机制阻止致病微生物黏附于阴道上皮细胞，维持阴道微生态平衡。体内雌激素下降或阴道 pH 升高，如频繁性交（性交后阴道 pH 可上升至 7.2，并维持 6~8 小时）、阴道灌洗等，均不利于乳杆菌生长；此外，长期应用广谱抗生素抑制乳杆菌生长，或机体免疫力低下，阴道微生态平衡破坏，均可使其他致病病原体成为优势菌，引起炎症。

一、非特异性外阴炎

非特异性外阴炎是由物理、化学因素而非病原体所致的外阴皮肤或黏膜的炎症。

【病因】

外阴与尿道、肛门邻近，经常受到经血、阴道分泌物、尿液、粪便的刺激，若不注意皮肤清洁易引起外阴炎；其次，糖尿病病人糖尿的刺激、粪瘘病人粪便的刺激以及尿瘘病人尿液的长期浸渍等；此外，穿紧身化纤内裤导致局部通透性差，局部潮湿以及经期使用卫生巾的刺激，均可引起非特异性外阴炎。

【临床表现】

外阴皮肤瘙痒、疼痛、烧灼感，于活动、性交、排尿及排便时加重。检查见局部充血、肿胀、糜烂，常有抓痕，严重者形成溃疡或湿疹。慢性炎症可使皮肤增厚、粗糙、皲裂，甚至苔藓样变。

【治疗】

（一）局部治疗

可用0.1%聚维酮碘或1∶5000高锰酸钾溶液坐浴，也可选用其他具有抗菌消炎作用的药物外用。坐浴后涂抗生素软膏或紫草油。此外，可选用中药煎水熏洗外阴部，每日1~2次。急性期还可选用红外线等局部物理治疗。

（二）病因治疗

积极寻找病因，若发现糖尿病应及时治疗糖尿病，若有尿瘘、粪瘘应及时行修补术。

二、前庭大腺炎

前庭大腺炎是指病原体侵入前庭大腺而引起的炎症。

【病因及病原体】

因前庭大腺位于两侧大阴唇下1/3深部，腺管开口于处女膜与小阴唇之间，病原体容易侵入而引起炎症。此病以育龄妇女多见，幼女及绝经后妇女少见。主要病原体为内源性病原体（如葡萄球菌、大肠埃希菌、链球菌、肠球菌）及性传播疾病的病原体（如淋病奈瑟菌及沙眼衣原体）。急性炎症发作时，病原体首先侵犯腺管，腺管呈急性化脓性炎症，腺管开口往往因肿胀或渗出物凝聚而阻塞，脓液不能外流、积存而形成脓肿，称前庭大腺脓肿。

【临床表现】

炎症多为一侧。局部肿胀、疼痛、灼热感，行走不便，有时会致大小便困难。检查见局部皮肤红肿、发热、压痛明显。当脓肿形成时，可触及波动感，严重者直径可达 5~6 cm，也可自行破溃，有脓液流出，病人可出现发热以及腹股沟淋巴结胀痛等全身症状。

【治疗】

急性期需卧床休息，局部保持清洁。可取前庭大腺开口处分泌物做细菌培养，根据病原体选用敏感抗生素。在获得培养结果之前，可选择广谱抗生素。此外，可选用清热、解毒中药局部热敷或坐浴。脓肿形成者可切开引流并做造口术，并放置引流条，尽量避免切口闭合后反复感染或形成囊肿。

三、前庭大腺囊肿

前庭大腺囊肿系因各种原因（慢性炎症、先天性腺管狭窄、损伤等）导致前庭大腺管开口部阻塞，分泌物积聚于腺腔而形成。

【临床表现】

前庭大腺囊肿大小不等，多由小逐渐增大，有些可持续数年不变。若囊肿小且无感染，病人可无自觉症状，往往于妇科检查时方被发现；若囊肿大，病人可感到外阴有坠胀感或有性交不适。检查见囊肿多为单侧，也可为双侧，囊肿多呈椭圆形。囊肿可继发感染形成脓肿而反复发作。

【治疗】

行前庭大腺囊肿造口术。

四、滴虫阴道炎

滴虫阴道炎是由阴道毛滴虫引起，多以泡沫状黄白色稀薄液体为特征的阴道炎症。

【病原体及致病特点】

阴道毛滴虫是常见的性传播疾病病原体，其适宜在温度25~40℃、pH5.2~6.6的潮湿环境中生长，在pH5以下或7.5以上的环境中则不生长。月经前、后阴道pH发生变化，月经后接近中性，隐藏在腺体及阴道皱襞中的滴虫得以繁殖，引起炎症发作。滴虫能消耗、吞噬阴道上皮细胞内的糖原，并可吞噬乳杆菌，阻碍乳酸生成，使阴道pH升高。滴虫阴道炎病人的阴道pH5~6.5。滴虫不仅寄生于阴道，还常侵入尿道或尿道旁腺以及男方的包皮皱褶、尿道或前列腺中。滴虫能消耗氧，使阴道成为厌氧环境，易致厌氧菌繁殖。美国报道，约60%的病人同时合并细菌性阴道病。

【传播方式】

①经性交直接传播：是主要的传播方式。与女性病人有一次非保护性交后，约70%男性发生感染，通过性交男性传染给女性的概率可能更高。由于男性感染

滴虫后常无症状，易成为感染源。②间接传播：经公共浴池、浴盆、浴巾、游泳池、坐式便器、衣物、污染的器械及敷料等传播。

【临床表现】

潜伏期为4~28日。10%~50%病人无症状。主要症状是阴道分泌物增多及外阴瘙痒，间或有灼热、疼痛、性交痛等。若尿道有感染，可有尿频、尿痛，有时可见血尿。阴道毛滴虫能吞噬精子，并能阻碍乳酸生成，影响精子在阴道内存活，可致不孕。检查见阴道黏膜充血，严重者有散在出血斑点，甚至宫颈有出血点，形成"草莓样"宫颈，后穹隆有多量分泌物，呈灰黄色、黄白色稀薄液体或黄绿色脓性分泌物，常呈泡沫状、有臭味。分泌物呈脓性是因分泌物中含有白细胞，若合并其他感染则呈黄绿色；呈泡沫状有臭味是因滴虫无氧酵解碳水化合物，产生腐臭气体。带虫者阴道黏膜无异常改变。

【诊断】

对有阴道炎症状和体征的病人，阴道分泌物中找到滴虫即可确诊。临床常用的是0.9%氯化钠溶液悬滴法，显微镜下见到呈波状运动的滴虫及增多的白细胞被推移，敏感性60%~70%。对可疑病人，多次悬滴法未能发现滴虫时，可送培养，准确性达98%左右。取分泌物前24~48小时避免性交、阴道灌洗或局部用药，取分泌物时窥器不涂润滑剂，分泌物取出后应及时送检并注意保暖，否则滴虫活动力减弱，造成辨认困难。

【治疗】

因滴虫阴道炎可同时有尿道、尿道旁腺、前庭大腺滴虫感染，欲治愈此病，需全身用药。主要治疗药物为抗滴虫药物甲硝唑及替硝唑。

(一) 全身用药

推荐方案：甲硝唑 2 g，单次口服；或替硝唑 2 g，单次口服。甲硝唑的治愈率为 90%~95%，替硝唑治愈率为 86%~100%。替代方案：甲硝唑 400 mg，每日 2 次，连服 7 日。

(二) 性伴侣的治疗

对目前性伴侣及症状出现前 4 周内的性伴侣均应进行治疗，并告知病人及性伴侣治愈前应避免无保护性交。

(三) 随访

应对症状持续存在或症状复发的病人进行随访及病原体检测。由于滴虫阴道炎病人再感染率很高，可考虑对患有滴虫阴道炎的性活跃女性在初次感染治疗后 3 个月重新进行筛查。

(四) 治疗失败的处理

对初次治疗失败且排除再次感染者，增加甲硝唑剂量及疗程仍有效。若初次治疗失败，可重复应用甲硝唑 400 mg，每日 2 次，连服 7 日；若再次治疗失败，给予甲硝唑或替硝唑 2g，每日 1 次，连服 5 日，建议同时进行耐药性监测。

【妊娠合并滴虫阴道炎】

通常不建议对所有孕妇进行滴虫阴道炎的筛查，但对有异常阴道分泌物的孕妇应进行滴虫的检测。妊娠期滴虫阴道炎可导致胎膜早破、早产及低出生体重儿。目前认为甲硝唑治疗并不能改善围生期并发症，仅可能缓解阴道分泌物增多的症状，防止新生儿呼吸道和生殖道感染，阻止滴虫传播。推荐方案：甲硝唑 400 mg，每日 2 次，连服 7 日或甲硝唑 2g，顿服。目前国外研究证实妊娠期使用甲硝唑未增加胎儿的致畸率，但因国内药物说明书仍注明妊娠期禁用。因此，应用甲硝唑时，最好取得病人及其家属的知情同意。分娩时，女性新生儿通过产道时很少感染滴虫及出现阴道分泌物异常的情况，但可能导致产妇产褥感染。甲硝唑能通过乳汁排泄，用药期间及用药后 12~24 小时内不宜哺乳。服用替硝唑者，服药后 3 日内避免哺乳。

五、外阴阴道假丝酵母菌病

外阴阴道假丝酵母菌病（vulvovaginal candidiasis，VVC）是由假丝酵母菌引起，以白色稠厚分泌物为特征的一种常见外阴阴道炎，曾称外阴阴道念珠菌病。国外资料显示，约 75% 妇女一生中至少患过 1 次 VVC，其中 40%~45% 的妇女经历过 2 次或 2 次以上的发作。

【病原体及诱发因素】

80%~90% 病原体为白假丝酵母菌，10%~20% 为光滑假丝酵母菌、近平滑假丝酵母菌、热带假丝酵母菌等。酸性环境适宜假丝酵母菌的生长，有假丝酵母菌感染的阴道 pH 多在 4.0~4.7，通常<4.5。白假丝酵母菌为双相菌，有酵母相及菌丝相，酵母相为芽生孢子，在无症状寄居及传播中起作用；菌丝相为芽生孢子伸长成假菌丝，侵袭组织能力加强。假丝酵母菌对热的抵抗力不强，加热至 60℃1 小时即死亡；但对干燥、日光、紫外线及化学制剂等抵抗力较强。

白假丝酵母菌为条件致病菌，10%~20% 非孕妇女及 30%~40% 孕妇阴道中有此菌寄生，但菌量极少，呈酵母相，并不引起症状。只有在全身及阴道局部免疫能力下降，尤其是局部细胞免疫能力下降，假丝酵母菌大量繁殖，并转变为菌丝相时出现阴道炎症状。常见发病诱因主要有妊娠、糖尿病、大量应用免疫抑制剂、广谱抗生素及接受大量雌激素治疗。妊娠及糖尿病时，机体免疫力下降，阴道组织内糖原增加、酸度增高，有利于假丝酵母菌生长。大量应用免疫抑制剂如皮质类固醇激素或免疫缺陷综合征，机体抵抗力降低。长期应用抗生素，抑制乳杆菌生长，有利于假丝酵母菌繁殖。其他诱因有胃肠道假丝酵母菌、含高剂量雌激素的避孕药、穿紧身化纤内裤及肥胖，后者可使会阴局部温度及湿度增加，假丝酵母菌易于繁殖引起感染。

【传染途径】

（1）主要为内源性传染，假丝酵母菌除寄生阴道外，也可寄生于人的口腔、肠道，这3个部位的假丝酵母菌可互相传染，一旦条件适宜可引起感染。

（2）少部分病人可通过性交直接传染。

（3）极少病人可能通过接触感染的衣物间接传染。

【临床表现】

主要表现为外阴瘙痒、灼痛，性交痛以及尿痛，部分病人阴道分泌物增多。外阴瘙痒程度居各种阴道炎症之首，严重时坐卧不宁，异常痛苦。尿痛的特点是排尿时尿液刺激水肿的外阴及前庭导致的疼痛。阴道分泌物由脱落上皮细胞和菌丝体、酵母菌和假菌丝组成，其特征是白色稠厚呈凝乳或豆腐渣样。妇科检查可见外阴潮红，水肿，常伴有抓痕，严重者可见皮肤皲裂，表皮脱落；小阴唇内侧及阴道黏膜上附有白色块状物，阴道黏膜充血、水肿，擦除后露出红肿黏膜面，少部分病人急性期可能见到糜烂及浅表溃疡。

根据其发生频率、临床表现、真菌种类、宿主情况，VVC可分为单纯性VVC及复杂性VVC两大类。其中10%~20%为复杂性VVC。VVC的临床表现按VVC评分标准划分为轻、中、重度。评分≥7分为重度VVC，而<7分为轻、中度VVC。

【诊断】

对有阴道炎症状或体征的妇女，若在阴道分泌物中找到假丝酵母菌的芽孢或菌丝即可确诊，可用10%KOH湿片法或革兰染色涂片法显微镜下检查分泌物中的芽孢和假菌丝。若有症状而多次镜检为阴性或为顽固病例，为确诊是否为非白假丝酵母菌感染，可采用培养法，同时行药物敏感试验。pH测定具有重要鉴别意义，若pH<4.5，可能为单纯假丝酵母菌感染，若pH>4.5，可能存在混合感染，尤其是合并细菌性阴道病的混合感染。

【治疗】

消除诱因，选择局部或全身应用抗真菌药物，根据病人的临床分类，决定疗程长短。

(一) 消除诱因

若有糖尿病应给予积极治疗，及时停用广谱抗生素、雌激素及皮质类固醇激素。勤换内裤，用过的内裤、盆及毛巾均应用开水烫洗。

(二) 单纯性VVC

可局部或全身应用抗真菌药物。唑类药物的疗效高于制霉菌素，治愈率为80%~90%。

1. 局部用药

局部用药可选择下列药物放于阴道内：①咪康唑栓剂：每晚1粒（200 mg），连用7日；或每晚1粒（400 mg），连用3日；或1粒（1200 mg），单次用药。②克霉唑栓剂：每晚1粒（100 mg），塞入阴道深部，连用7日；或1粒（500 mg），单次用药。③制霉菌素栓剂：每晚1粒（10万U），连用14日。

2. 全身用药

对不能耐受局部用药者、未婚妇女及不愿采用局部用药者可选用口服药物，常用药物为氟康唑 150 mg，顿服。

（三）复杂性 VVC

1. 复发性外阴阴道假丝酵母菌病（RVVC）

一年内有症状的 VVC 发作 4 次或以上称为 RVVC，发生率约 5%。多数病人复发机制不明。抗真菌药物治疗前要积极寻找并去除诱因，同时行真菌培养及药物敏感试验，根据结果选择抗真菌治疗。抗真菌治疗分为强化治疗及巩固治疗。在强化治疗达到真菌学阴性后，给予巩固治疗至半年。强化治疗具体方案：若阴道用药可选咪康唑栓或软胶囊 400 mg，每晚 1 次，共 6 日；或咪康唑栓 1200 mg，第 1、4、7 日应用；或克霉唑栓或片 500 mg，第 1、4、7 日应用；若口服用药可选氟康唑 150 mg，顿服，第 1、4、7 日应用。巩固治疗方案：目前国内、外没有较为成熟的方案，建议对每月规律性发作者，可在每次发作前预防用药 1 次，连续 6 个月。对无规律发作者，可采用每周用药 1 次，如氟康唑 150 mg，每周 1 次，连续 6 个月。对于长期应用抗真菌药物者，应检测肝、肾功能。治疗期间定期复查监测疗效及药物副作用，一旦发现副作用，立即停药。

2. 严重 VVC

无论局部用药还是口服用药均应延长治疗时间。若为局部用药，选择 7~14 日长疗程方案；若为口服用药，选择氟康唑 150 mg，72 小时加服 1 次。症状严重者，外阴局部应用低浓度糖皮质激素软膏或唑类霜剂。

（四）性伴侣治疗

性伴侣无需常规治疗，约 15% 男性与女性病人接触后患有龟头炎，对有症状男性应进行相关检查及治疗。RVVC 病人的性伴侣应同时检查，必要时给予治疗。

（五）随诊

若症状持续存在或诊断后 2 个月内复发者，需复诊。对 RVVC 在治疗结束后 7~14 日、1 个月、3 个月和 6 个月各随访 1 次，3 个月及 6 个月时建议同时进行真菌培养。

【妊娠合并 VVC】

妊娠期由于机体免疫力下降，阴道组织内糖原增加，雌激素增高，有利于假丝酵母菌生长，故妊娠期更易发生 VVC，并且临床表现重，治疗效果差，易复发。新生儿通过产道可发生新生儿鹅口疮。妊娠合并 VVC 的治疗时禁用口服唑类药物，可选择对胎儿无害的局部唑类药物，以 7 日疗法效果较好。

六、细菌性阴道病

细菌性阴道病（bacterial vaginosis，BV）是阴道内正常菌群失调所致的一种混合感染。在不同年代由于对其病原体的认识不同曾被命名为非特异性阴道炎、嗜血杆菌阴道炎、棒状杆菌阴道炎、加德纳菌阴道炎，1984 年在瑞典召开的专题会上命名为细菌性阴道病，称细菌性是因阴道内有大量不同的细菌，称阴道病是因为临床及病理特征无炎症改变。

【病因及病理生理机制】

正常阴道内以产生过氧化氢的乳杆菌占优势。BV 时，阴道内产生 H_2O_2 的乳杆菌减少而其他微生物大量繁殖，主要有加德纳菌、厌氧菌（动弯杆菌、普雷沃菌、紫单胞菌、类杆菌、阴道阿托波菌等）以及人型支原体，其中以厌氧菌居多，这些微生物的数量可增加 100~1000 倍。随着这些微生物的繁殖，其代谢产物使阴道分泌物的生化成分发生相应改变，pH 升高，胺类物质（尸胺、腐胺、三甲胺）、有机酸以及一些酶类（唾液酸酶、黏多糖酶等）增加。胺类物质可使阴道分泌物增多并有臭味。酶和有机酸可破坏宿主的防御机制，如溶解宫颈黏液，促进微生物进入上生殖道，引起炎症。但微生物群发生改变的机制目前仍不清楚，可能与多个性伴侣、频繁性交或阴道灌洗使阴道碱化有关。碱性环境不利于乳杆菌的黏附和生长，而利于加德纳菌等厌氧菌的生长，从而引发 BV。

【临床表现】

多发生在性活跃期妇女。10%~40%病人无临床症状，有症状者主要表现为阴道分泌物增多，有鱼腥臭味，性交后加重，可伴有轻度外阴瘙痒或烧灼感。分泌物呈灰白色，均匀一致，稀薄，常黏附于阴道壁，但黏度很低，容易将分泌物从阴道壁拭去，阴道黏膜无充血的炎症表现。

【诊断】

下列 4 项中有 3 项阳性即可临床诊断为 BV。

(1) 匀质、稀薄、白色的阴道分泌物。

(2) 阴道 pH>4.5。

(3) 胺臭味试验（whiff test）阳性。取阴道分泌物少许放在玻片上，加入 10%氢氧化钾 1~2 滴，产生一种烂鱼肉样腥臭气味，这是由于胺遇碱释放氨所致。

(4) 线索细胞阳性。取少许分泌物放在玻片上，加一滴 0.9%氯化钠溶液混合，高倍显微镜下寻找线索细胞。线索细胞即阴道脱落的表层细胞，于细胞边缘贴附颗粒状物即各种厌氧菌，尤其是加德纳菌，细胞边缘不清。

BV 为阴道正常菌群失调，细菌定性培养在诊断中意义不大。目前研究显示厌氧菌代谢产物的检测可用于 BV 的辅助诊断，但尚未得到公认。本病应与其他阴道炎相鉴别。

【治疗】

有症状者均需治疗，无症状者一般不需治疗。但因 BV 可能导致子宫内膜炎、盆腔炎性疾病及子宫切除后断端感染，对无症状但需进行宫腔手术操作的病人均需治疗。BV 的治疗选用抗厌氧菌药物，主要有甲硝唑、克林霉素。局部用药与口服用药疗效相似，治愈率为 80% 左右。

（一）具体方案

推荐方案：甲硝唑 400 mg，口服，每日 2 次，连服 7 日；或甲硝唑阴道栓（片）200 mg，每晚 1 次，连用 5~7 日；或 2% 克林霉素软膏阴道涂布，每次 5g，每晚 1 次，连用 7 日。替代方案：替硝唑 2g，口服，每日 1 次，连服 3 日；或替硝唑 1g，口服，每日 1 次，连服 5 日；或克林霉素 300 mg，口服，每日 2 次，连服 7 日。

（二）性伴侣的治疗

本病虽与多个性伴侣有关，但对性伴侣给予治疗并未改善治疗效果及降低其复发，因此，性伴侣不需常规治疗。

（三）随访

治疗后若症状消失，无需随访。对症状持续存在或症状反复出现者，需接受随访。

七、萎缩性阴道炎

萎缩性阴道炎是因体内雌激素水平降低，阴道黏膜萎缩，乳杆菌不再为优势菌，其他病原体过度繁殖或入侵而引起的阴道炎症。

【病因】

萎缩性阴道炎常见于自然绝经或人工绝经后妇女，也可见于产后闭经或药物假绝经治疗的妇女。常见病原体为需氧菌、厌氧菌或两者的混合感染。

【临床表现】

主要症状为阴道分泌物增多及外阴灼热感、外阴不适、外阴瘙痒，可伴有性交痛。阴道分泌物稀薄，呈淡黄色，严重者呈脓血性。检查见阴道呈萎缩性改变，上皮皱襞消失，变平，萎缩，菲薄。阴道黏膜充血，有小出血点，有时见浅表溃疡。溃疡面可与对侧粘连，严重时造成狭窄甚至闭锁，炎症分泌物引流不畅可形成阴道积脓或宫腔积脓。

【诊断】

根据病史及临床表现，诊断一般不难，但应排除其他疾病才能诊断。应取阴道分泌物检查，显微镜下见大量基底层细胞及白细胞而无滴虫及假丝酵母菌。对有血性白带者，应与子宫恶性肿瘤鉴别，需常规作宫颈刮片，必要时行分段诊刮术。对阴道壁肉芽组织及溃疡需与阴道癌相鉴别，可行局部活组织检查。

【治疗】

治疗原则为补充雌激素增加阴道抵抗力，用抗生素抑制细菌生长。

(一) 增加阴道抵抗力

针对病因，补充雌激素制剂是治疗萎缩性阴道炎的主要方法。可局部给药，也可全身给药。可用雌三醇软膏局部涂抹；或选用以阴道局部黏膜作用为主，较少全身吸收的雌激素制剂如普罗雌烯；或兼有广谱抗菌作用和局部雌激素样作用的复合制剂如氯喹那多普罗雌烯阴道片。为防止阴道炎复发，亦可全身用药，对同时需要性激素替代治疗的病人，可给予替勃龙 2.5 mg，每日 1 次，也可选用其他雌、孕激素制剂连续联合用药。

（二）抑制细菌生长

阴道局部应用抗生素抑制细菌生长。对阴道局部干涩明显者，可应用润滑剂。

第二节 宫颈炎症

宫颈炎症是妇科常见疾病之一。正常情况下，宫颈具有黏膜免疫、体液免疫及细胞免疫等多种防御功能，是阻止病原体进入上生殖道的重要防线。多种因素如阴道炎症、性交、宫腔操作等均容易诱发宫颈炎症。宫颈炎症包括宫颈阴道部炎症及宫颈管黏膜炎症。由于宫颈阴道部鳞状上皮与阴道鳞状上皮相延续，各种引起阴道炎症的病原体如阴道毛滴虫、真菌等，均可引起宫颈阴道部炎症，其诊断与治疗与阴道炎症相同。由于宫颈管黏膜为单层柱状上皮，抗感染能力差，易发生感染。临床多见的宫颈炎症是急性宫颈管黏膜炎症。若急性宫颈管黏膜炎症未经及时诊治或病原体持续存在，可导致慢性宫颈炎症或病原体上行导致上生殖道感染。

一、急性宫颈炎症

急性宫颈管黏膜炎症指宫颈局部充血、水肿，上皮变性、坏死，黏膜、黏膜下组织、腺体周围见大量中性粒细胞浸润，腺腔中可有脓性分泌物。急性宫颈管黏膜炎症以柱状上皮感染为主，包括宫颈管内的柱状上皮以及外移到或外翻到宫颈阴道部的柱状上皮。

【病因及病原体】

急性宫颈管黏膜炎症的病原体包括：①性传播疾病病原体：淋病奈瑟菌、沙眼衣原体、单纯疱疹病毒、巨细胞病毒和生殖支原体，主要见于性传播疾病（sexually transmitted diseases，STD）的高危人群；②内源性病原体：包括需氧菌、厌氧菌，尤其是引起 BV 的病原体。部分病人的病原体不清楚。沙眼衣原体及淋病奈瑟菌均感染宫颈管柱状上皮，沿黏膜面扩散引起浅层感染，病变以宫颈管明显。除宫颈管柱状上皮外，淋病奈瑟菌还常侵袭尿道移行上皮、尿道旁腺及前庭大腺。

【临床表现】

大部分病人无症状。有症状者主要表现为阴道分泌物增多，呈黏液脓性，以及月经间期出血、性交后出血等。妇科检查见宫颈充血、水肿、黏膜外翻，有黏液脓性分泌物附着甚至从宫颈管流出。子宫颈管黏膜或者外移的柱状上皮质脆，容易诱发接触性出血。

【诊断】

出现两个特征性体征之一，显微镜检查宫颈或阴道分泌物白细胞增多，可作出急性宫颈炎症的初步诊断。宫颈炎症诊断后，需进一步做沙眼衣原体及淋病奈瑟菌的检测。

（一）两个特征性体征，具备一个或两个同时具备

（1）子宫颈管或宫颈管棉拭子标本上，肉眼见到脓性或黏液脓性分泌物。

（2）用棉拭子擦拭宫颈管口的黏膜时，由于黏膜质脆，容易诱发出血。

(二) 白细胞检测

可检测宫颈管分泌物或阴道分泌物中的白细胞，后者需排除引起白细胞增高的阴道炎症。

(1) 宫颈管脓性分泌物涂片作革兰染色，中性粒细胞>30/高倍视野。

(2) 阴道分泌物湿片检查白细胞>10/高倍视野。

(三) 病原体检测

应做沙眼衣原体及淋病奈瑟菌的检测，以及有无 BV 及滴虫阴道炎。

由于宫颈炎症也可以是上生殖道感染的一个征象，因此，对宫颈炎症病人应注意有无上生殖道感染。

【治疗】

主要为抗生素药物治疗。可根据不同情况采用经验性抗生素治疗及针对病原体的抗生素治疗。

(一) 经验性抗生素治疗

对有 STD 高危因素的病人（如年龄小于 25 岁，多性伴或新性伴，并且为无保护性性交），在获得病原体检测结果前，采用针对沙眼衣原体的经验性抗生素治疗。阿奇霉素 1g 单次口服；或多西环素 100 mg，每日 2 次，连服 7 日。

对低龄和易患淋病者，应使用针对淋病奈瑟菌的抗生素。由于淋病奈瑟菌感染常伴有衣原体感染，因此，若为淋菌性宫颈炎症，治疗时除选用抗淋病奈瑟菌药物外，同时应用抗衣原体感染药物。

(二) 针对病原体选用抗生素治疗

对淋病奈瑟菌所致的单纯宫颈炎症可应用头孢曲松、头孢噻肟或大观霉素治疗；对沙眼衣原体所致的宫颈炎症可应用多西环素或阿奇霉素或米诺环素、四环素、克拉霉素或氧氟沙星、左氧氟沙星、莫西沙星。

（三）合并 BV 者

对于合并 BV 者，同时治疗 BV，否则将导致宫颈炎症持续存在。

（四）性伴侣的处理

若宫颈炎症病人的病原体为沙眼衣原体及淋病奈瑟菌，应对其性伴侣进行相应的检查及治疗。

二、慢性宫颈炎症

慢性宫颈炎症，指宫颈间质内有大量淋巴细胞、浆细胞等慢性炎细胞浸润，可伴有宫颈腺上皮及间质的增生和鳞状上皮化生。慢性宫颈炎症可由急性宫颈炎症迁延而来，也可为病原体持续感染所致，病原体与急性宫颈炎症相似。

【病理】

（一）慢性宫颈管黏膜炎

包括宫颈管内柱状上皮以及外移至宫颈阴道部的柱状上皮的慢性炎症，由于宫颈管黏膜皱襞较多，柱状上皮抗感染能力差，感染后容易形成持续性宫颈黏膜炎症，表现为宫颈黏液及脓性分泌物，反复发作。

（二）宫颈息肉

宫颈息肉是宫颈管腺体和间质的局限性增生，突出子宫颈外口形成息肉。宫颈息肉的形成原因不清，部分病人可能与炎症刺激有关。光镜下见息肉表面被覆高柱状上皮，间质水肿、血管丰富以及慢性炎性细胞浸润。宫颈息肉极少恶变，但应与子宫的恶性肿瘤鉴别。

(三) 宫颈肥大

慢性炎症的长期刺激导致腺体及间质增生。此外，宫颈深部的腺囊肿均可使宫颈呈不同程度肥大，硬度增加。

【临床表现】

多无症状，少数病人可有阴道分泌物增多，淡黄色或脓性，性交后出血，月经间期出血，偶有分泌物刺激引起外阴瘙痒或不适。妇科检查可发现宫颈黏膜外翻、水肿或宫颈呈糜烂样改变，少数严重者可呈颗粒状或乳头状突起，表面覆有黄色分泌物或宫颈口可见黄色分泌物流出。若为宫颈息肉，检查可为单个，也可为多个，红色，质软而脆，呈舌型，可有蒂，蒂宽窄不一，根部可附在宫颈外口，也可在宫颈管内。若为宫颈肥大，宫颈可呈不同程度肥大，但尚无具体诊断标准，更多的是经验性诊断。

【诊断及鉴别诊断】

根据临床表现可初步作出慢性宫颈炎症的诊断，但应注意将妇科检查所发现的阳性体征与宫颈的常见病理生理改变进行鉴别。

(一) 宫颈柱状上皮异位和宫颈鳞状上皮内病变

除慢性宫颈炎症外，宫颈的生理性柱状上皮异位、宫颈鳞状上皮内病变 (squamous intraepithelial lesion, SIL)，甚至早期宫颈癌也可呈现宫颈糜烂样改变。生理性柱状上皮异位是指生育期、妊娠期妇女由于雌激素作用，宫颈管柱状上皮外移至宫颈阴道部，由于柱状上皮菲薄，其下间质透出，呈红色，肉眼看似糜烂，但并非病理学上所指的上皮脱落、溃疡的真性糜烂，在阴道镜下表现为宽大的转化区以及内侧的柱状上皮。过去，曾将此种表现称为"宫颈糜烂"，并认为是慢性宫颈炎症最常见的病理类型之一。随着阴道镜技术的发展，对宫颈转化区形成的生理、病理有了新的认识。宫颈柱状上皮异位是阴道镜下描述宫颈管内的柱状上皮生理性外移至宫颈阴道部的术语。此外，宫颈 SIL 以及早期宫颈癌也可呈现糜烂样改变。因此，既往所谓的"宫颈糜烂"作为慢性宫颈炎症的诊断术语已不再恰当。宫颈糜烂样改变只是一个临床征象，可以为生理性改变，也可以为病理改变（炎症、SIL 或早期宫颈癌）。因此对子宫颈糜烂样改变者需进行炎症的相关检查以及细胞学和（或）人乳头瘤病毒（human papilloma virus, HPV）检测，必要时行阴道镜及活组织检查以除外宫颈 SIL 或宫颈癌。

（二）宫颈腺囊肿

宫颈腺囊肿是宫颈转化区鳞状上皮取代柱状上皮过程中，新生的鳞状上皮覆盖宫颈腺管口或伸入腺管，将腺管口阻塞，导致腺体分泌物引流受阻、潴留形成的囊肿。宫颈局部损伤或宫颈慢性炎症使腺管口狭窄，也可导致宫颈腺囊肿形成。镜下见囊壁被覆单层扁平、立方或柱状上皮。检查见宫颈表面突出单个或多个青白色小囊泡，容易诊断。宫颈腺囊肿绝大多数情况下是宫颈的生理性变化，通常不需处理。但深部的宫颈腺囊肿，宫颈表面无异常，表现为宫颈肥大，应与宫颈腺癌鉴别。

（三）子宫恶性肿瘤

宫颈息肉应与宫颈的恶性肿瘤以及子宫体的恶性肿瘤相鉴别，因后两者也可呈息肉状，从宫颈口突出，鉴别方法行宫颈息肉切除，病理组织学检查确诊。除慢性炎症外，内生型宫颈癌尤其腺癌也可引起宫颈肥大，因此对宫颈肥大者，需行宫颈细胞学检查，必要时行宫颈管搔刮术进行鉴别。

【治疗】

不同病变采用不同的治疗方法。

(一) 慢性宫颈管黏膜炎

对于初次就诊表现为宫颈管黏膜炎症者,临床有时很难区分其为急性或慢性宫颈管黏膜炎症,通常需要进行性传播疾病病原体的检查;对持续或反复发作的宫颈管黏膜炎症,也应除外是否为沙眼衣原体或淋病奈瑟菌的再次感染。对慢性宫颈管黏膜炎症,还应注意有无 BV 存在,若存在,应给予相应处理。

对表现为宫颈糜烂样改变者,若伴有接触性出血或分泌物明显增多或表面呈颗粒状或乳头状突起,而未检测到性传播疾病病原体,并排除 SIL 以及宫颈癌,可给予物理治疗,包括激光、冷冻、微波等方法。若为宫颈糜烂样改变并无炎症表现,而仅为生理性柱状上皮异位则无需处理。

(二) 宫颈息肉

行息肉摘除术,并送病理组织学检查。

(三) 宫颈肥大

若能排除引起宫颈肥大的其他原因,一般无需治疗。

第三节 盆腔炎性疾病

盆腔炎性疾病(pelvic inflammatory disease,PID)指一组女性上生殖道的感染性疾病,主要包括子宫内膜炎、输卵管炎、输卵管卵巢脓肿(tubo-ovarian abscess,TOA)、盆腔腹膜炎。炎症可局限于一个部位,也可同时累及几个部位,最常见的是输卵管炎。PID 大多发生在性活跃期、有月经的妇女,初潮前、绝经后或未婚者很少发生 PID。若 PID 未能得到及时、彻底治疗,可导致不孕、输卵管妊娠、慢性盆腔痛,炎症反复发作等 PID 的后遗症,严重影响妇女健康,增加家庭与社会经济负担。

【病原体及致病特点】

PID 的病原体分外源性及内源性病原体，两种病原体可单独存在，但通常为混合感染。不同病原体有不同的致病特点，了解这些特点可以根据经验判断致病菌，从而为治疗时选择抗生素提供帮助。

（一）外源性病原体

主要为 STD 的病原体，常见的病原体为淋病奈瑟菌、沙眼衣原体，其他尚有支原体，包括人型支原体、解脲脲原体及生殖支原体。淋病奈瑟菌所致盆腔炎多于月经期或经后 7 日内发病，起病急，可有高热，体温在 38 ℃以上，常引起输卵管积脓，对抗生素治疗通常敏感。而衣原体感染的症状不明显，无高热，可有轻微下腹痛，阴道少量不规则出血，病程较长，久治不愈，导致不孕。

有关支原体与 PID 的关系尚无最后定论。过去研究较多的为解脲脲原体、人型支原体与 PID 的关系，近几年研究发现生殖支原体可引起上生殖道感染，所引起的临床症状轻微或不明显，与衣原体感染相似。

（二）内源性病原体

来自原寄居于阴道内的菌群，包括需氧菌及厌氧菌，以混合感染多见。主要的需氧菌及兼性厌氧菌有金黄色葡萄球菌、溶血性链球菌、大肠埃希菌、阴道加德纳菌；厌氧菌有脆弱类杆菌、消化球菌、消化链球菌、普雷沃菌。近年研究发现 PID 与引起 BV 的病原体有关，如普雷沃菌、消化链球菌、加德纳菌等，引起 BV 的病原体可分泌多种蛋白溶解酶溶解宫颈黏液栓，导致上行性感染。厌氧菌感染的特点是容易形成盆腔脓肿、感染性血栓静脉炎，脓液有粪臭并有气泡。据文献报道，70%～80%盆腔脓肿可培养出厌氧菌。

【感染途径】

（一）沿生殖道黏膜上行蔓延

病原体侵入外阴、阴道后，或阴道内的病原体沿宫颈黏膜、子宫内膜、输卵管黏膜，蔓延至卵巢及腹腔，是非妊娠期、非产褥期盆腔炎的主要感染途径。淋病奈瑟菌、衣原体及葡萄球菌等常沿此途径扩散。

（二）经淋巴系统蔓延

病原体经外阴、阴道、宫颈及宫体创伤处的淋巴管侵入盆腔结缔组织及内生殖器其他部分，是产褥感染、流产后感染的主要感染途径。链球菌、大肠埃希菌、厌氧菌多沿此途径蔓延。

病原体先侵入人体的其他系统，再经血液循环感染生殖器，为结核分枝杆菌感染的主要途径。

（三）经血液循环传播

病原体先侵入人体的其他系统，再经血液循环感染生殖器，为结核分枝杆菌感染的主要途径。

（四）直接蔓延

腹腔其他脏器感染后，直接蔓延到内生殖器，如阑尾炎可引起右侧输卵管炎。

【高危因素】

了解高危因素利于PID的正确诊断及预防。

（一）年龄

据美国资料，PID的高发年龄为15~25岁。年轻妇女容易发生PID可能与频繁性活动、宫颈柱状上皮异位、宫颈黏液机械防御功能较差有关。

（二）性活动

PID多发生在性活跃期妇女，尤其是初次性交年龄小、有多个性伴侣、性交过频以及性伴侣有性传播疾病者。

（三）下生殖道感染

下生殖道感染如淋病奈瑟菌性宫颈炎、衣原体性宫颈炎以及细菌性阴道病与PID的发生密切相关。

（四）子宫腔内手术操作后感染

如刮宫术、输卵管通液术、子宫输卵管造影术、宫腔镜检查等，由于手术所致生殖道黏膜损伤、出血、坏死，导致下生殖道内源性病原体上行感染。

（五）性卫生不良

经期性交，使用不洁月经垫等，均可使病原体侵入而引起炎症。此外，低收入群体不注意性卫生保健，阴道冲洗者PID的发生率高。

（六）邻近器官炎症直接蔓延

如阑尾炎、腹膜炎等蔓延至盆腔，病原体以大肠埃希菌为主。

（七）PID再次急性发作

PID所致的盆腔广泛粘连、输卵管损伤、输卵管防御能力下降，容易造成再次感染，导致急性发作。

【病理】

（一）子宫内膜炎及子宫肌炎

子宫内膜充血、水肿、有炎性渗出物，严重者内膜坏死、脱落形成溃疡。镜下见大量白细胞浸润,炎症向深部侵入形成子宫肌炎。

(二)输卵管炎、输卵管积脓、输卵管卵巢脓肿

输卵管炎因病原体的传播途径不同而有不同的病变特点。

1. 炎症经子宫内膜向上蔓延

首先引起输卵管黏膜炎,上皮发生退变、脱落及粘连,导致输卵管管腔及伞端闭锁,若有脓液积聚于管腔内则形成输卵管积脓。

2. 病原体通过宫颈的淋巴管播散到宫旁结缔组织

首先侵及输卵管浆膜层,发生输卵管周围炎,进而与周围组织形成粘连,而输卵管黏膜层可不受累或受累极轻。

卵巢炎很少单独发生,卵巢常与发炎的输卵管伞端粘连而发生卵巢周围炎,称输卵管卵巢炎。炎症可通过卵巢排卵的破孔侵入卵巢实质形成卵巢脓肿,脓肿壁与输卵管积脓粘连并穿通,形成TOA。由于TOA与PID时输卵管、卵巢、肠管因粘连形成的炎性肿块难以区别,有些教科书将以上两种情况统称为TOA。

(三)盆腔腹膜炎

盆腔内器官发生严重感染时,往往蔓延到盆腔腹膜,腹膜充血、水肿、渗出,形成盆腔脏器粘连。当有大量脓性渗出液积聚于粘连的间隙内,可形成散在小脓肿;积聚于直肠子宫陷凹处则形成盆腔脓肿,较多见。TOA或盆腔脓肿可破入直肠或阴道而使症状突然减轻,也可破入腹腔引起弥漫性腹膜炎。

(四)盆腔结缔组织炎

内生殖器急性炎症时,或阴道、宫颈有创伤时,病原体经淋巴管进入盆腔结缔组织而引起组织充血、水肿及中性粒细胞浸润。以宫旁结缔组织炎最常见,开始局部增厚,质地较软,边界不清,以后向两侧盆壁呈扇形浸润,若组织化脓则形成盆腔腹膜外脓肿,可自发破入直肠或阴道。

(五) 败血症及脓毒败血症

当病原体毒性强、数量多、病人抵抗力降低时，常发生败血症。多见于严重的产褥感染、感染性流产及播散性淋病。发生 PID 后，若身体其他部位发现多处炎症病灶或脓肿者，应考虑有脓毒败血症存在，但需经血培养证实。

(六) Fitz-Hugh-Curtis 综合征

是指肝包膜炎症而无肝实质损害的肝周围炎。淋病奈瑟菌及衣原体感染均可引起。由于肝包膜水肿，吸气时右上腹疼痛。肝包膜上有脓性或纤维渗出物，早期在肝包膜与前腹壁腹膜之间形成松软粘连，晚期形成琴弦样粘连。5%~10%输卵管炎可出现此综合征，临床表现为继下腹痛后出现右上腹痛，或下腹疼痛与右上腹疼痛同时出现。

【临床表现】

可因感染的病原体、炎症轻重及范围大小而有不同的临床表现。轻者无症状或症状轻微。常见症状为下腹痛、发热、异常阴道分泌物或异常阴道出血。腹痛为持续性、活动或性交后加重。若有泌尿系统感染，可有排尿困难、尿频、尿痛等症状。若病情严重可有寒战、高热、头痛、食欲缺乏等全身症状。若出现腹膜炎或盆腔脓肿，可有恶心、呕吐、腹胀、腹泻、里急后重等消化系统症状。若有输卵管炎的症状及体征并同时有右上腹疼痛者，应怀疑有肝周围炎。

病人体征差异较大，轻者无明显异常发现，或妇科检查仅发现宫颈举痛或宫体压痛或附件区压痛。严重病例呈急性病容，体温升高，心率加快，下腹部有压痛、反跳痛及肌紧张，甚至出现腹胀，肠鸣音减弱或消失。盆腔检查：阴道可见脓性臭味分泌物；宫颈举痛，并可见宫颈充血、水肿，或有脓性分泌物；宫体稍大，有压痛，活动受限；子宫两侧压痛明显，若为单纯输卵管炎，可触及增粗的输卵管，压痛明显；若为输卵管积脓或 TOA，可触及肿块且压痛明显，不活动；宫旁结缔组织炎时，可扪及宫旁一侧或两侧片状增厚，或两侧宫骶韧带高度水肿、增粗，压痛明显；若有盆腔脓肿形成且位置较低时，可扪及后穹隆或侧穹隆有肿块且有波动感，三合诊常能协助进一步了解盆腔情况。

【诊断】

根据病史、症状、体征及实验室检查可作出初步诊断。由于 PID 的临床表现差异较大，临床诊断准确性不高（与腹腔镜相比，阳性预测值为 65%~90%）。理想的 PID 诊断标准，既要敏感性高能发现轻微病例，又要特异性强避免非炎症病人应用抗生素。但目前尚无单一的病史、体征或实验室检查，既敏感又特异。由于临床正确诊断 PID 比较困难，而延误诊断又导致 PID 后遗症的发生，2010 年美国疾病控制中心（CDC）推荐的 PID 的诊断标准，旨在对年轻女性腹痛或有异常阴道分泌物或不规则阴道流血者，提高对 PID 的认识，对可疑病人做进一步评价，及时治疗，减少后遗症的发生。

最低诊断标准提示，性活跃的年轻女性或者具有 STD 的高危人群，若出现下腹痛，并可排除其他引起下腹痛的原因，妇科检查符合最低诊断标准，即可给予经验性抗生素治疗。下腹痛同时伴有下生殖道感染征象时，诊断 PID 的可能性增加。

附加标准可增加诊断的特异性，多数 PID 病人有宫颈黏液脓性分泌物，或阴道分泌物 0.9% 氯化钠溶液湿片镜检见到白细胞。若宫颈分泌物正常并且镜检见不到白细胞，PID 的诊断需慎重，需要考虑有无其他原因引起的下腹疼痛。

特异标准基本可诊断 PID，但由于除超声检查外，均为有创检查或费用较高，特异标准仅适用于一些有选择的病例。腹腔镜诊断 PID 标准包括：①输卵管表面明显充血；②输卵管壁水肿；③输卵管伞端或浆膜面有脓性渗出物。腹腔镜诊断输卵管炎准确率高，并能直接采取感染部位的分泌物做细菌培养，但临床应用有一定局限性。并非所有怀疑 PID 的病人均能接受这一检查，对轻度输卵管炎的诊断准确性降低。此外，对单独存在的子宫内膜炎无诊断价值。

在作出 PID 的诊断后，需进一步明确病原体。宫颈管分泌物及后穹隆穿刺液的涂片、培养及核酸扩增检测病原体，对明确病原体有帮助。革兰染色涂片可根据细菌形态为选用抗生素及时提供线索；细菌培养及药物敏感试验，为选择敏感抗生素提供依据。除病原体检查外，还可根据病史（如是否为 STD 高危人群）、临床特征初步判断病原体。

【鉴别诊断】

急性盆腔炎应与急性阑尾炎、输卵管妊娠流产或破裂、卵巢囊肿蒂扭转或破裂等急症相鉴别。

【治疗】

以抗生素治疗为主，必要时行手术治疗。抗生素的治疗原则：经验性、广谱、及时及个体化。①经验性抗生素：根据药敏试验选用抗生素较合理，但通常需在获得实验室结果前即给予抗生素治疗，因此，初始治疗往往是选择经验性抗生素；②广谱抗生素：由于 PID 多为混合感染，选择的抗生素应覆盖所有可能的病原体，包括淋病奈瑟菌、沙眼衣原体、支原体、厌氧菌和需氧菌等；③及时：诊断后应立即开始治疗，诊断 48 小时内及时用药将明显降低 PID 后遗症的发生；④个体化选择抗生素：应综合考虑安全性、有效性、经济性、病人依从性等因素选择治疗方案，根据疾病的严重程度决定静脉给药或非静脉给药。

（一）非静脉给药方案

若病人一般状况好，症状轻，能耐受口服抗生素，并有随访条件，可在门诊给予口服或肌内注射抗生素治疗。

(二) 静脉给药方案

若病人一般情况差,病情严重,伴有发热、恶心、呕吐;或有盆腔腹膜炎;或 TOA;或门诊治疗无效;或不能耐受口服抗生素;或诊断不清,均应住院给予以静脉抗生素药物治疗为主的综合治疗。

1. 支持疗法

卧床休息,半卧位有利于脓液积聚于直肠子宫陷凹而使炎症局限。给予高热量、高蛋白、高维生素流食或半流食,补充液体,注意纠正电解质紊乱及酸碱失衡。高热时采用物理降温。尽量避免不必要的妇科检查以免引起炎症扩散,腹胀者应行胃肠减压。

2. 抗生素药物治疗

给药途径以静脉滴注收效快,但在临床症状改善后,应继续静脉给药至少 24 小时,然后转为口服药物治疗,共持续 14 日。若为淋病奈瑟菌感染,首选头霉素或头孢菌素类药物。由于耐喹诺酮类药物淋病奈瑟菌株的出现,2010 年美国 CDC 指南不再推荐该类药物治疗 PID。若淋病奈瑟菌地区流行和个人危险因素低,而且头孢菌素不能应用(对头孢菌素类药物过敏)时,可考虑应用喹诺酮类药物,但在开始治疗前,必须进行淋病奈瑟菌的培养。

3. 手术治疗

主要用于抗生素控制不满意的 TOA 或盆腔脓肿。手术指征有:

(1) 药物治疗无效:TOA 或盆腔脓肿经药物治疗 48~72 小时,体温持续不降,病人中毒症状加重或肿块增大者,应及时手术,以免发生脓肿破裂。

(2) 脓肿持续存在:经药物治疗病情有好转,继续控制炎症数日(2~3 周),肿块仍未消失但已局限化,应手术切除,以免日后再次急性发作。

（3）脓肿破裂：突然腹痛加剧，寒战、高热、恶心、呕吐、腹胀，检查腹部拒按或有中毒性休克表现，应怀疑脓肿破裂。若脓肿破裂未及时诊治，死亡率高。因此，一旦怀疑脓肿破裂，需立即在抗生素治疗的同时行剖腹探查。

手术可根据情况选择经腹手术或腹腔镜手术。手术范围应根据病变范围、病人年龄、一般状态等全面考虑。原则以切除病灶为主。年轻妇女应尽量保留卵巢功能，以采用保守性手术为主；年龄大、双侧附件受累或附件脓肿屡次发作者，行全子宫及双附件切除术；对极度衰弱危重病人的手术范围须按具体情况决定。若盆腔脓肿位置低、突向阴道后穹隆时，可经阴道切开排脓，同时注入抗生素。国外近几年报道对抗生素治疗72小时无效的TOA，可在超声或CT引导下采用经皮引流技术，获得较好的治疗效果，尤其适于体弱或要求保留生育功能的年轻病人。

4. 中药治疗

中医、中药和物理治疗在PID的治疗中具有一定作用。在抗生素治疗的基础上，辅以中药治疗，可能会减少慢性盆腔痛后遗症的发生。

【PID后遗症】

若PID未得到及时正确的诊断或治疗，可能会发生PID后遗症，其主要病理改变为组织破坏、广泛粘连、增生及瘢痕形成，可表现为：①慢性输卵管炎：可导致输卵管阻塞、输卵管增粗；②输卵管卵巢粘连形成输卵管卵巢肿块；③输卵管积水或输卵管卵巢囊肿：若输卵管伞端闭锁、浆液性渗出物聚集形成输卵管积水；或输卵管积脓或TOA被浆液性渗出物代替形成输卵管积水或输卵管卵巢囊肿；④盆腔结缔组织炎：可表现为主、骶韧带增生、变厚，若病变广泛，可使子宫固定。

(一) 临床表现

1. 不孕

输卵管粘连阻塞可致不孕。PID 后不孕发生率为 20%～30%。

2. 异位妊娠

PID 后异位妊娠发生率是正常妇女的 8～10 倍。

3. 慢性盆腔痛

炎症形成的粘连、瘢痕以及盆腔充血，常引起下腹部坠胀、疼痛及腰骶部酸痛，常在劳累、性交后及月经前后加剧。文献报道约 20% 急性盆腔炎发作后遗留慢性盆腔痛。慢性盆腔痛常发生在 PID 急性发作后的 4～8 周。

4. PID 反复发作

由于 PID 造成的输卵管组织结构的破坏，局部防御功能减退，若病人仍有同样的高危因素，可造成 PID 的再次感染导致反复发作。有 PID 病史者，约 25% 将再次发作。

5. 妇科检查

若为输卵管病变，则在子宫一侧或两侧触到呈索条状增粗输卵管，并有轻度压痛；若为输卵管积水或输卵管卵巢囊肿，则在盆腔一侧或两侧触及囊性肿物，活动多受限；若为盆腔结缔组织病变，子宫常呈后倾后屈，活动受限或粘连固定，子宫一侧或两侧有片状增厚、压痛，宫骶韧带常增粗、变硬，有触痛。

(二) 诊断与鉴别诊断

有 PID 病史以及症状和体征明显者，诊断多无困难。但不少病人自觉症状较多，而无明显 PID 病史及阳性体征，诊断困难时，可行腹腔镜检查。

PID 后遗症需与子宫内膜异位症、卵巢囊肿、卵巢癌等相鉴别，超声及其他影像学检查有助于鉴别。

(三) 治疗

PID 后遗症需根据不同情况选择治疗方案。不孕病人，多需要辅助生育技术协助受孕。对慢性盆腔痛，尚无有效的治疗方法，对症处理或给予中药、理疗等综合治疗，治疗前需排除子宫内膜异位症等其他引起盆腔痛的疾病。PID 反复发作者，抗生素药物治疗的基础上可根据具体情况，选择手术治疗。输卵管积水者需行手术治疗。

【随访】

对于抗生素治疗的病人，应在 72 小时内随诊，明确临床情况有无改善，若无改善，需进一步检查，重新进行评价，必要时腹腔镜或手术探查。对于沙眼衣原体和淋病奈瑟菌感染的 PID 病人，可在治疗结束后 4~6 周以及 3~6 月检测上述病原体，以判断是否清除病原体以及有无再感染。

【性伴侣的治疗】

对 PID 病人出现症状前 60 日内接触过的性伴侣进行检查和治疗。如果最近一次性交发生在 60 日前，则应对最后的性伴侣进行检查、治疗。

【预防】

①注意性生活卫生，减少 STD。对沙眼衣原体感染高危妇女筛查和治疗可减少 PID 发生率。虽然 BV 与 PID 相关，但检测和治疗 BV 能否降低 PID 发生率，至今尚不清楚。②及时治疗下生殖道感染。③公共卫生教育，提高公众对生殖道感染的认识，宣传预防感染的重要性。④严格掌握妇科手术指征，作好术前准备，术时注意无菌操作，预防感染。⑤及时治疗 PID，防止后遗症发生。

第三章 子宫内膜异位症和子宫腺肌病

子宫内膜异位症和子宫腺肌病均是妇科常见病，临床上常可并存。二者虽同为内膜异位引起的疾病，但它们的发病机制和组织发生学是不相同的，临床表现亦有差异，实际上是两种不同的疾病。

第一节 子宫内膜异位症

具有生长功能的子宫内膜组织（腺体和间质）出现在子宫腔被覆内膜及宫体肌层以外的其他部位时称为子宫内膜异位症。该病临床表现多种多样，组织学上虽然是良性，但却有增生、浸润、转移及复发等恶性行为，是生育年龄妇女最常见的疾病之一。异位子宫内膜可以侵犯全身任何部位，但绝大多数位于盆腔内，其中宫骶韧带、子宫直肠陷凹及卵巢为最常见的受侵犯部位，其次为子宫浆膜、输卵管、乙状结肠、腹膜脏层，阴道直肠隔亦常见。异位内膜也可出现在身体的其他部位如脐、膀胱、肾、输尿管、肺、胸膜、乳腺、淋巴结等。

【流行病学】

一般见于生育年龄妇女，以 25~45 岁妇女多见，发病率为 10%~15%。近年来，其发病率有明显升高趋势。生育少、生育晚的女性发病明显多于生育多者，绝经后或切除双侧卵巢后异位内膜组织可逐渐萎缩吸收，妊娠或使用性激素抑制剂抑制卵巢功能可暂时阻止此病的发展，故内异症是激素依赖性疾病。通常认为绝经后妇女内异症罕见。但有报道绝经后妇女仍有2%~4%因内异症而需要腹腔镜手术，其中大多数为激素替代治疗者。

【发病机制】

关于异位子宫内膜的来源主要有以下3种学说，但是任何一种学说都不能完全解释内异症的所有方面。

(一) 种植学说

桑普森（Sampson）于1921年首次提出该学说。这一理论认为，异位的内膜来源于子宫内膜组织，这些组织转移到宫腔以外的部位，并种植和生长。常见的传播途径有经血逆流、医源性种植、淋巴传播和血管播散等。

1. 经血逆流

桑普森首先提出在经期时妇女子宫内膜腺上皮和间质细胞可随经血逆流，经输卵管进入腹腔，种植于卵巢和盆腔腹膜，并在该处继续生长和蔓延，形成盆腔内异症。

2. 医源性种植

剖宫产术后继发腹壁切口内异症或阴道分娩后会阴切口处出现内异症，可能是术时将子宫内膜带至切口直接种植所致。

3. 淋巴及静脉播散

早年有学者在显微镜下得到淋巴管和淋巴结内有子宫内膜细胞的证据、盆腔静脉内有子宫内膜组织，故不少学者认为子宫内膜可通过淋巴或静脉播散；远离盆腔部位的器官如肺、手或大腿的皮肤和肌肉发生的内异症可能就是通过淋巴或静脉播散的结果。

（二）体腔上皮化生学说

19世纪著名的病理学家罗伯特·迈尔（Robert Meyer）认为，异位内膜细胞来源于盆腔腹膜的体腔上皮化生：即高度化生潜能的体腔上皮受到卵巢激素、经血及慢性炎症刺激后，被激活而转化成内膜组织。

（三）诱导学说

此学说认为，种植的内膜释放某种未知物质诱导未分化的腹膜细胞形成子宫内膜异位组织。兔模型动物实验支持此理论：新鲜的和变性的子宫内膜沉淀物注入皮下均可形成子宫内膜异位囊肿。但在人类中未得到证实。该学说实际上是体腔上皮化生学说的延伸。

子宫内膜发生异位后，能否形成内异症可能还与下列因素有关。

1. 遗传因素

子宫内膜异位症具有一定的遗传倾向和家族聚集性，内异症病人一级亲属的发病风险是无家族史者的7倍，可能是多基因和多因素遗传的影响。

2. 免疫因素

经血逆流的普遍存在和子宫内膜异位的相对少见，使研究者考虑到某些女性的腹腔内环境可能与本病的发生有关。其中免疫系统作为可能的因素受到关注。诸多的研究结果显示，病人清除盆腔活性子宫内膜细胞的免疫能力降低和免疫耐受与子宫内膜异位症有关。前者主要是病人自然杀伤细胞（natural killer cell，NK细胞）与巨噬细胞的清除能力降低。后者是机体把异位子宫内膜当成自体组织而不进行清除。但也有不同的研究报道，例如，不同病变程度病人NK细胞的活力无区别、长期应用免疫抑制剂病人的子宫内膜异位症发病率也未见增加。

3. 炎症因素

有证据表明内异症与亚临床腹膜炎症有关，主要表现在病人腹腔液中白细胞特别是巨噬细胞活性、细胞因子、生长因子和促血管生成物质均增加。TNF-α可促进异位的子宫内膜间质细胞与间皮细胞黏附，巨噬细胞等可增加异位的子宫内膜细胞分泌促生长和促血管生成因子。异位的子宫内膜细胞黏附于腹膜后，基质金属蛋白酶及其组织抑制剂可调控黏附于腹膜的异位子宫内膜细胞的浸润和生长。

4. 在位内膜的特性

北京协和医院郎景和教授等研究结果发现，在位子宫内膜的特性与内异症的发生密切相关，并提出"在位内膜决定论"，即不同人（内异症病人与非病人）经血逆流或经血中的内膜碎片能否在"异地"黏附、侵袭、生长，在位内膜是关键，是发生内异症的决定因素。

【病理】

子宫内膜异位症的主要病理变化为异位种植的子宫内膜随卵巢激素的变化而发生周期性出血，病灶局部反复出血和缓慢吸收导致周围纤维组织增生、粘连，出现紫褐色斑点或小泡，最后发展为大小不等的实质性瘢痕结节或形成囊肿。绝大多数子宫内膜异位症发生于盆腔，称为盆腔子宫内膜异位症。根据发生的部位不同，又大致可分为卵巢子宫内膜异位症和腹膜子宫内膜异位症。此外，还有深部浸润型内异症和其他部位的内异症。

（一）巨检

1. 卵巢子宫内膜异位症

约80%病人病变累及一侧卵巢，50%病人双侧卵巢受累。卵巢的异位内膜病灶分为两种类型：①微小病变型：为位于卵巢浅表层的红色、蓝色或棕色等斑点或小囊，病灶只有数毫米大小，常导致卵巢与周围组织粘连，手术中刺破后有黏稠咖啡色液体流出。②典型病变型：又称囊肿型。异位内膜在卵巢皮质内生长、周期性出血，形成单个或多个囊肿，称为卵巢子宫内膜异位囊肿。典型情况下，陈旧性血液聚集在囊内形成咖啡色黏稠液体，似巧克力样，故俗称卵巢"巧克力囊肿"。但如出血新鲜，囊内液也可为暗红色，稀薄状。此外，由于其他卵巢囊性肿物发生内出血时也可表现为巧克力样，最终诊断需靠组织病理学证实。

卵巢子宫内膜异位症囊肿大小不一，一般直径多在 5~6 cm 以下。囊肿表面呈灰蓝色。囊肿张力大、囊壁厚薄不均，易反复形成小的破裂，破裂后囊内容物刺激局部腹膜及卵巢呈炎性反应，导致卵巢破裂处与周围组织粘连，这种粘连多发生在子宫后方、阔韧带后叶及盆侧壁，致使卵巢固定在盆腔内，活动受限。如较大的囊肿由于外力或自发形成较大的破口，多量囊内容物流入盆腹腔，则可出现腹膜刺激症状，引起急腹症。

2. 腹膜子宫内膜异位症

分布于盆腔腹膜和各脏器表面，以子宫骶骨韧带、子宫直肠陷凹和子宫后壁下段浆膜最为常见。这些部位处于盆腔较低或最低处，与经血中的内膜碎片接触机会最多，故为内异症最好发部位。在病变早期，病灶局部有散在紫褐色出血点或颗粒状散在结节。随病变发展，子宫后壁与直肠前壁粘连，直肠子宫陷凹变浅，甚至完全消失。输卵管内异症亦多累及其管壁浆膜层，直接累及黏膜者较少。输卵管常与病变周围组织粘连，可因粘连和扭曲而影响其正常蠕动，严重者可致管腔不通，是内异症导致不孕的原因之一。腹膜子宫内膜异位症亦分为二型：①色素沉着型：即典型的蓝紫色或褐色腹膜异位结节，术中较易辨认；②无色素沉着型：为异位内膜的早期病变，较色素沉着型更常见，也更具生长活性，表现形式多种多样。依其外观又可分为红色病变和白色病变。多认为前者是疾病的最开始阶段，病灶多由内膜腺体或细胞构成，富于血管，病变活跃；而后者多为出血被吸收后形成的瘢痕组织。手术中为辨认病灶可进行热色试验，即将可疑病变部位加热,其内的含铁血黄素则呈现出棕褐色。无色素沉着的内膜异位病灶发展成典型的病灶需6~24个月。

上述病理变化,在开腹手术和腹腔镜术所见略有不同。由于腹腔镜对病灶的放大作用,腹膜及脏器表面的早期病灶或微小病灶较肉眼直视时能呈现出各种不同的病理形态。

3. 深部浸润型内异症

指病灶浸润深度≥5 mm的内异症,常见子宫骶韧带、直肠子宫陷凹、阴道穹隆、直肠阴道隔等。其中侵及阴道直肠隔包括两种情况,一种为假性阴道直肠隔内异症,即由于直肠窝的粘连封闭,病灶位于粘连下方;另一种为真性阴道直肠隔内异症,即病灶位于腹膜外,在阴道直肠隔内,子宫直肠窝无粘连或仅有轻度变形。

4. 其他部位的内异症

可累及消化、泌尿、呼吸系统,可形成瘢痕内异症,以及其他少见的远处内异症等。

(二)镜检

异位内膜组织在显微镜下可见到4种成分,即子宫内膜腺体、子宫内膜间质、纤维素和红细胞/含铁血黄素。传统上,病理学家要求腺体和间质都存在并伴有月经周期的证据(存在组织出血或富含含铁血黄素的巨噬细胞)才能确定诊断。典型的组织结构可因异位内膜反复出血被破坏而难以发现,故临床上常出现临床所见与病理报告不一致的现象。

【临床表现】

子宫内膜异位症的临床表现多种多样,病变部位不同,临床表现也不相同。

症状特征大多与月经周期密切相关。约25%的病人无任何症状。

（一）症状

常见有疼痛、月经异常和不孕。25%病人无任何症状。

1. 疼痛

疼痛是内异症的主要症状，可表现为痛经、慢性盆腔痛、性交痛及急腹痛。

（1）痛经：是子宫内膜异位症的典型症状，表现为继发性痛经，并随病变的进展而渐进性加重。典型的痛经多于月经开始前1~2日出现，月经第1日最剧烈，以后逐渐减轻。疼痛部位多为下腹深部和腰骶部，有时可放射至会阴、肛门或大腿。但并非所有病人都有如此典型的痛经，27%~40%的病人无痛经。疼痛程度与病灶大小也不一定成正比，粘连严重、卵巢异位囊肿病人可能并无疼痛，而盆腔内小的散在病灶却可引起难以忍受的疼痛。

（2）慢性盆腔痛：少数病人表现为慢性盆腔痛，经期加剧。

（3）性交痛：约30%病人可出现性交痛，多见于直肠子宫陷凹有异位病灶或因病变导致子宫后倾固定的病人，一般表现为深部性交痛，月经来潮前性交疼痛更明显。

（4）急腹痛：卵巢子宫内膜异位囊肿经常会由于经期囊内出血，压力增加而多次出现小的破裂，由于破裂后立即被周围组织粘连而仅造成一过性的下腹部或盆腔深部疼痛。如较大卵巢子宫内膜异位囊肿出现大的破裂时，囊内液体流入盆腹腔可引起突发性剧烈腹痛，伴恶心、呕吐和肛门坠胀。破裂多发生在经期前后或经期，部分也可发生在排卵期，破裂前多有性生活或其他腹压增加的情况。其症状类似输卵管妊娠破裂。

2. 月经异常

15%~30%病人有经量增多、经期延长或月经淋漓不净。月经异常可能与病灶破坏卵巢组织，影响卵巢功能有关；部分病人可能与同时合并有子宫腺肌病或子宫肌瘤有关。

3. 不孕

内异症病人不孕率高达50%，其中20%病人有中度以上病变。引起不孕的原因复杂，主要与下列因素有关：①盆腔解剖结构异常。重度内异症病灶可以导致盆腔局部解剖结构异常，如卵巢、输卵管周围广泛粘连，导致输卵管梗阻或引起扭曲，使输卵管蠕动异常，影响拾卵和对受精卵的运输功能。②盆腔内微环境改变。内异症病人腹腔液中含有异常物质可导致不孕。③卵巢功能异常。异位症病人的排卵障碍发病率为17%~27%，可能与腹腔液中前列腺素升高而影响卵泡发育和排卵有关；即使有排卵，病人卵泡和黄体细胞上的LH受体量减少，导致黄体分泌不足，黄体形成不良而影响受孕。此外，未破裂卵泡黄素化综合征在异位症病人中的发病率高达18%~79%，也是不孕的原因。④自然流产率增加。异位症病人妊娠，约40%发生自然流产，而正常妊娠者自然流产率只有15%。

4. 其他特殊部位症状

盆腔外组织有异位内膜种植和生长时，多在病变部位出现结节样肿块，并伴有周期性疼痛、出血或经期肿块明显增大，月经后又缩小。肠道内异症病人可出现腹痛、腹泻或便秘，甚至有周期性少量便血。膀胱内异症可在经期出现尿痛和尿频、血尿，但多被严重的痛经症状掩盖而被忽略，异位内膜侵犯和压迫输尿管时，可出现一侧腰痛和血尿。呼吸道内异症可出现经期咯血及气胸。瘢痕内异症可见瘢痕处结节于经期增大，疼痛加重。

(二) 体征

较大的卵巢子宫内膜异位囊肿在妇科检查时可扪及与子宫粘连的肿块，囊肿破裂时出现腹膜刺激征。典型盆腔内异症妇科检查时可发现子宫后倾固定，直肠子宫陷凹、宫骶韧带或子宫后壁下段等部位可扪及触痛性结节，一侧或双侧附件区触及囊实性肿块，活动度差，往往有轻压痛。若病变累及直肠阴道瘘，可在阴道后穹隆扪及隆起的小结节或肿块，甚至有时可直接看到局部隆起的蓝色斑点或结节。腹壁或会阴瘢痕子宫内膜异位病灶可在切口附近触及结节状肿块。

【诊断】

育龄妇女有继发性痛经，进行性加重、不孕或慢性盆腔痛、性交痛等，盆腔检查盆腔内有触痛性结节或子宫旁有不活动的囊性肿块，应高度怀疑为子宫内膜异位症。确诊应首选腹腔镜检查，也可剖腹探查获得组织病理诊断确诊并确定分期。少数情况下，病理未发现异位子宫内膜的证据，但临床表现和术中所见符合内异症特征，也可诊断。

（一）病史

重点询问月经史、孕产史、家族史及手术史。特别注意疼痛或痛经的发生发展与月经和剖宫产、人流术、输卵管通液术等手术的关系。

（二）妇科检查

除双合诊外，应特别强调必须进行三合诊检查。盆腔内异症时子宫多为后位，活动度不良或固定；宫骶韧带和后穹隆有触痛性结节为特征性的体征；卵巢子宫内膜异位症者，在附件区可触及与子宫或阔韧带、盆壁相粘连的囊性肿块，活动度差，往往有轻度触痛。

（三）影像学检查

查阴道和腹部超声检查是鉴别卵巢子宫内膜异位囊肿和直肠阴道隔内异症的重要手段，其诊断敏感性和特异性均在96%以上。超声检查可确定卵巢子宫内膜异位囊肿的位置、大小、形状和囊内容物，与周围脏器特别是与子宫的关系等。

盆腔 CT 及 MRI 对盆腔内异症的诊断价值与超声相当，但费用较昂贵。MRI 对卵巢内膜异位囊肿、盆腔外内异症以及深部浸润病变的诊断和评估有意义。

（四）腹腔镜检查

是目前诊断内异症的最佳方法。在腹腔镜下见到大体病理所述典型病灶或对可疑病变进行活组织检查即可确诊，术中所见亦是临床分期的重要依据。特别是轻、中度子宫内膜异位症、可疑内异症造成的不孕和慢性盆腔痛、妇科检查有盆腔触痛性结节，而超声检查又无阳性发现的病人，有条件的应将腹腔镜作为首选确诊方法。

（五）其他辅助检查

1. 血清 CA125 测定

中、重度内异症病人血清 CA125 值可能会升高，但一般均为轻度升高，多低于 100 U/L。但 CA125 的特异性和敏感性均局限，且与多种疾病有交叉阳性反应，因此不能单独用作诊断或鉴别诊断。对于 CA125 值升高者，血清 CA125 水平可用于监测异位内膜病变活动情况，治疗有效时降低，复发时又升高。

2. 抗子宫内膜抗体

正常妇女血清中抗子宫内膜抗体多为阴性，内异症病人则 60% 以上呈阳性。此抗体是内异症的标志抗体，其靶抗原是内膜腺体细胞中一种孕激素依赖性糖蛋白，特异性 90%~100%。病人血液中检测出该抗体，说明体内有异位内膜刺激及免疫内环境改变。但敏感性不高。

3. 其他

必要时，可采用静脉肾盂造影、膀胱镜、结肠镜等检查。

【临床分期】

目前采用美国生殖医学协会（American Society for Reproductive Medicine，

ASRM）1997 年第三次修订的 rAFS 分期标准。即借助腹腔镜或剖腹探查，根据内膜异位病灶的部位、数目、大小、深浅、粘连的范围和程度以及子宫直肠窝的封闭程度进行评分。对于评估疾病严重程度及选择治疗方案，比较和评价不同疗法的疗效等方面有一定的作用。

【鉴别诊断】

子宫内膜异位症易与下列疾病相混淆，应予鉴别。

（一）卵巢恶性肿瘤

早期无症状，有症状时多有持续性腹痛腹胀，病情发展快，一般情况差。妇科检查除触及肿块，子宫直肠窝触及质硬、无触痛结节外，多伴有腹水。超声图像显示肿瘤为囊实性或实性肿块，彩色多普勒超声肿瘤内部血流丰富，且多为低阻血流（阻力指数<0.45）。CA125 值多显著升高。腹腔镜检查或剖腹探查可鉴别。

（二）盆腔炎性肿块

多有急性或反复发作的盆腔感染史，疼痛无周期性，平时亦有下腹部隐痛，可伴发热和白细胞增高等，抗生素治疗有效。

（三）子宫腺肌病

痛经症状与内异症相似，但通常更剧烈，疼痛多位于下腹正中。妇科检查子宫多均匀性增大，呈球型，质硬，经期检查子宫触痛明显。本病常与内异症合并存在。

【处理】

子宫内膜异位症治疗的总体目标是"缩减和去除病灶，减轻和控制疼痛，治疗和促进生育，预防和减少复发"。主要包括期待治疗、药物治疗、手术治疗和联合治疗等。需根据病人年龄、症状、体征、病变范围以及对生育要求等个体化选择治疗方法。如症状轻或无症状的轻微病变可选择期待治疗；有生育要求的轻度病人明确诊断后先行药物治疗，病情重者行保留生育功能手术；年轻无生育要求的重症病人可行保留卵巢功能手术，并辅以药物治疗；症状及病变均严重的无生育要求病人可行子宫和双附件切除以及病灶清除手术。

（一）内异症伴疼痛的处理

1. 内异症伴或不伴轻微经期腹痛的处理

轻度内异症且无严重症状的病人可定期随访，也可应用非体甾类抗炎药治疗病变引起的轻微腹痛或痛经。随访期间根据病情发展情况选择相应的处理方法。

2. 内异症伴有明显疼痛的处理

（1）慢性盆腔疼痛或痛经明显但不伴卵巢囊肿或囊肿较小、有生育要求的病人可采用药物治疗，目的是减轻疼痛等症状、抑制卵巢功能。

①对症药物治疗：多采用非甾体类抗炎药缓解慢性盆腔疼痛及痛经。对症治疗不能阻止病情进展。

②性激素抑制治疗：造成体内低雌激素环境，阻止内异症内膜的生长，使异位内膜萎缩、退化、坏死而达到治疗目的。

（2）慢性盆腔疼痛或痛经明显伴附件囊肿≥4 cm的病人手术治疗为主。

（二）内异症伴附件囊肿的处理

1. 内异症伴附件囊肿最大直径<4 cm

附件囊肿的影像学检查不能明确囊肿性质，最大直径<4 cm的附件囊肿亦可能为卵巢非赘生性囊肿（如滤泡囊肿或黄体囊肿），若未能排除卵巢非赘生性囊肿时，宜短期随访或可口服短效避孕药3个月。若附件囊肿无变化或增大，则以

腹腔镜或开腹手术为宜。

2. 内异症伴附件囊肿最大直径≥4 cm

手术治疗为主。目的是明确诊断及进行临床分期，清除异位内膜病灶及囊肿，分离粘连及恢复正常解剖结构，治疗不孕，缓解和治疗疼痛。可以选择经腹或腹腔镜途径，腹腔镜为首选。手术方式包括：

（1）病灶切除：多用于年轻、有生育要求者。

（2）子宫切除术：多用于症状重且无生育要求的45岁以下、希望保留卵巢内分泌功能者。

（3）子宫及双附件切除：适合45岁以上、症状重或者复发经保守手术或药物治疗无效者。

3. 内异症伴不孕的处理

药物治疗对改善生育状况帮助不大。腹腔镜手术能提高术后妊娠率，治疗效果取决于病变程度。希望妊娠者，术后不宜应用药物巩固治疗而应行促排卵等治疗，争取尽早妊娠。手术后2年内不能妊娠者，再妊娠机会甚微。

【预后】

除根治性手术外，异位症复发率较高。其复发率与病情轻重、治疗方法、随访时间长短及统计方法有关：重症病人复发率高于轻症病人，病情越重复发越快。单纯药物治疗后复发率高于手术治疗，术后应用孕激素并不减少复发率，根治手术后雌激素替代治疗不会明显增加复发危险。

第二节 子宫腺肌病

子宫腺肌病是指子宫内膜腺体和间质存在于子宫肌层中，约15%同时合并内异症，以往曾称为内在性内异症，而将非子宫肌层的内异症称为外在性内异症以示区别。但两者的发病机制和对性激素的敏感性有所不同，内异症对孕激素敏感，子宫腺肌病对孕激素不敏感。

【病因】

本病病因至今不清楚。目前多数研究者认为子宫腺肌病是基底层内膜细胞增生、侵入到肌层间质的结果。遗传、子宫内膜基底层损伤（如多次妊娠、刮宫和剖宫产、慢性子宫内膜炎）、高雌激素血症和病毒感染与本病发生关系密切。

【病理】

(一) 巨检

子宫多呈均匀增大，呈球形，一般不超过12周妊娠子宫大小。子宫肌层病灶有弥漫型及局限型两种。一般多为弥漫性生长，剖面可见肌层明显增厚、变硬，在肌壁中见到粗厚的肌纤维带和微囊腔，腔中偶见陈旧血液。少数子宫内膜在子宫肌层中呈局限性生长形成结节或团块，类似子宫肌壁间肌瘤，称子宫腺肌瘤。其剖面缺乏子宫肌瘤明显且规则的旋涡状结构，周围无包膜，与四周肌层无明显分界，因而难以将其自肌层剥出。

(二) 镜检

子宫肌层内呈岛状分布的子宫内膜腺体与间质是本病的镜下特征。因其他疾病切除的子宫作连续切片检查发现，10%~30%在子宫肌层中有子宫内膜组织，故诊断子宫腺肌病的确切侵袭深度仍然存在一些争议。现多数采用的深度标准是3 mm，或内膜基底层下一个低倍镜视野。由于异位内膜细胞属基底层内膜，对雌激素有反应性改变，而对孕激素不敏感或无反应．故异位腺体常处于增生期，偶尔见到局部区域有分泌期改变。

【临床表现】

以经量增多和经期延长（40%~50%）以及逐渐加剧的进行性痛经（25%）为主要症状。痛经常在月经来潮的前一周就开始，至月经结束，疼痛位于下腹正中。约35%病人无任何临床症状。妇科检查可发现子宫呈均匀性增大或有局限性结节隆起，质硬而有压痛，经期时压痛尤为显著，合并内异症时，子宫活动度较差。约半数病人同时合并子宫肌瘤，无症状者术前难以区分。

【诊断】

根据典型的症状（进行性痛经和月经过多）及体征可作出初步诊断，确诊依据术后组织病理学检查。超声和CT等影像学检查对诊断有一定帮助。本病应注意与子宫肌瘤和子宫内膜异位症鉴别。

【治疗】

根据病人年龄、有无生育要求和症状轻重而定。

（一）期待疗法

用于无症状、无生育要求者。

（二）药物治疗

同子宫内膜内异症，目前尚无根治本病的有效药物。症状较轻者可用非甾体类抗炎药或尝试中药等对症治疗。对年轻、有生育要求和近绝经期病人可使用 GnRHa 治疗，使用时应注意副作用的预防。GnRHa 可使疼痛缓解或消失、子宫缩小，但停药后症状复现，子宫又增大。近年来，左炔诺孕酮宫内节育器（LNG-IUS）治疗该病取得了较好的疗效。LNG-IUS 含有左炔诺孕酮（LNG），可稳定释放左炔诺孕酮，放置宫腔后，局部高浓度的 LNG 促使内膜萎缩和间接抑制内膜增殖，月经量减少甚至闭经，LNG 使内源性前列腺素 12（PG-12）和血栓素 AZ 的产生减少以及直接作用于子宫腺肌病病灶，使异位病灶萎缩这一作用可以缓解痛经。对子宫增大明显或者疼痛症状严重者，可先应用 GnRHa 治疗 3~6 个月后，再使用 LNG-IUS。

（三）手术治疗

对年轻或有生育要求者可行病灶切除或者子宫楔形切除，对子宫腺肌瘤病人，可试行病灶挖除术，术后有复发风险；年轻希望保留生育功能者，亦可合并使用子宫动脉阻断术；无生育要求表现为月经量增多者，可进行子宫内膜去除术，对症状严重、无生育要求或药物治疗无效可采用全子宫切除术，卵巢是否保留取决于卵巢有无病变和病人年龄。

第四章 异常分娩

难产又称异常分娩,表现为产程进展缓慢或延长。分娩期母儿并发症增加,严重者直接危及母儿生命,应当正确判断处理。

第一节 概 论

分娩是产力、产道、胎儿及产妇精神心理因素相互适应的动态过程,任何一种或多种以上因素发生异常,均可导致异常分娩。异常分娩处理的关键是及时、准确识别产程中的异常情况,适时、恰当地处理,以保障母儿安全。在判断异常分娩时,上述4项因素彼此适应,应当整体评估,例如,骨盆狭窄可致胎位异常及宫缩乏力,宫缩乏力亦可引起胎位异常。后两种因素异常通过调节,有望转化为正常。

【原因】

(一) 产力异常

包括子宫收缩力、腹肌及膈肌收缩力和肛提肌收缩力异常,主要是子宫收缩力异常。子宫收缩力异常又分为子宫收缩乏力(协调性子宫收缩乏力及不协调性子宫收缩乏力)及子宫收缩过强(协调性子宫收缩过强及不协调性子宫收缩过强)。子宫收缩乏力可导致产程延长或停滞;子宫收缩过强可引起急产或严重的并发症。

(二) 产道异常

有骨产道及软产道异常,临床上以骨产道狭窄多见。骨产道狭窄可导致产力异常或胎位异常。骨产道过度狭窄,即使正常大小的胎儿也难以通过(头盆不称)。

(三) 胎儿异常

包括胎位异常(头先露、臀先露及肩先露等)及胎儿相对过大。

【临床表现及诊断】

(一) 母体方面的变化

1. 一般情况

产程延长可使产妇烦躁不安、乏力、进食减少。检查可见口干唇裂、舌苔黄厚,甚至体温升高;严重者可出现肠胀气或尿潴留。

2. 产科情况

产力异常时,子宫收缩乏力或过强、过频;宫颈水肿或宫颈扩张缓慢、停滞;胎先露部下降延缓或胎先露部不下降,严重时,先兆子宫破裂或子宫破裂;胎膜早破。

(二) 胎儿方面的变化

1. 胎头水肿或血肿

产程进展缓慢或停滞,胎头先露部位软组织长时间受到产道挤压,出现胎儿头皮水肿(又称产瘤);或胎头在产道中被挤压、牵拉使骨膜下血管破裂,发生胎头血肿。

2. 胎儿颅骨缝过度重叠

产程延长，活跃期及二产程，胎头下降慢或停止，胎儿颅骨缝过度重叠，胎头下降受阻，骨产道狭窄，表明存在头盆不称。不宜经阴道分娩，应选择剖宫产。

3. 胎儿窘迫

产程延长特别是第二产程延长时可出现胎儿窘迫。

（三）产程时限异常

常见以下 6 种情况，可以单独存在，也可以并存。

1. 潜伏期延长

从规律宫缩开始至宫颈口扩张 6 cm 称为潜伏期。初产妇>20 小时，经产妇>14 小时。

2. 活跃期停滞

当破膜后子宫颈口扩张≥6 cm 后，如宫缩正常，子宫颈口停止扩张≥4 小时；如宫缩欠佳，子宫颈口停止扩张≥6 小时。

3. 第二产程延长

初产妇>3 小时，经产妇>2 小时（硬膜外麻醉镇痛分娩时初产妇>4 小时，经产妇>3 小时）产程无进展（胎头下降、旋转）。

4. 胎头下降延缓

在宫颈扩张减速期及第二产程时，胎头下降最快。此段初产妇<1.0 cm/h、经产妇<2.0 cm/h。

5. 胎头下降停滞

减速期后胎头下降停止>1 小时。

6. 滞产

总产程超过 24 小时，称为滞产。

临产后应密切观察产程进展，认真绘制产程图。一旦出现上述产程进展异常情况，应积极寻找原因并作出相应的处理。

【处理】

异常分娩处理原则应以产前预测，产时准确及时诊断，针对原因适时处理。出现产程异常，均需仔细评估子宫收缩力、胎儿大小与胎位、骨盆狭窄程度以及头盆是否相称等，综合分析以判断是否可经阴道试产。

(一) 可能经阴道分娩的处理

若无明显的头盆不称、胎位异常及其他产科禁忌证，应给予每个产妇充分试产的机会。

1. 潜伏期延长

不易确定临产的精确时间而使潜伏期的处理较困难。疑有潜伏期延长时，首选镇静治疗性休息，如用哌替啶 100 mg 或吗啡 10 mg 肌注，使假临产者的宫缩消失。绝大多数潜伏期宫缩乏力产妇经充分休息后自然进入活跃期，仅有不足 5% 潜伏期宫缩乏力者破膜后，给予缩宫素静脉滴注 12~18 小时，如产程无进展，可诊断为试产失败。无头盆不称及可疑胎儿窘迫，产程有进展但缓慢（包括宫口扩张及先露下降的评估）的第一产程不作为剖宫产指征。

2. 活跃期停滞

无头盆不称，可行人工破膜，配合缩宫素静脉滴注等处理，在试产过程中应保持有效宫缩（如宫缩持续 30~50 秒，强度适中，间隙期 3 分钟），严密观察胎心率及产程进展。发现枕后位等胎位异常，可通过指导产妇改变体位促进胎头枕部向前旋转，必要时可手转胎头矫正胎位。当破膜后子宫颈口扩张≥6 cm，如宫缩正常，子宫颈口扩张≥4 小时；或宫缩欠佳，子宫颈口扩张≥6 小时，则可能存在头盆不称，应及时行剖宫产结束分娩。

3. 第二产程延长

第二产程胎头下降延缓或胎头下降停滞时，应高度警惕头盆不称，立即行阴道检查。及时查清胎方位及有无骨盆狭窄，同时检查胎头颅骨重叠程度、胎先露部位置，胎头是否衔接，有无产瘤及复合先露等。在充分判定头盆相称程度的基础上，应指导产妇配合宫缩加腹压用力缩短第二产程，也可静脉滴注缩宫素。若为持续性枕横位或枕后位，可徒手转至枕前位，S>+3、胎头双顶径已越过中骨盆横径时，可行胎头吸引器或产钳助产。结合产力、胎位及胎心率等综合因素决定分娩方式，避免第二产程延长。

通过上述处理，有可能纠正因头盆不称导致的继发性宫缩乏力，避免产程延长及停滞，并使胎儿经阴道自然娩出或手术助产娩出，必要时，剖宫产结束分娩。

（二）难以经阴道分娩的处理

产程中一旦发现胎头高直后位、前不均倾位、颏后位及额先露时，均应终止阴道试产，行剖宫产结束分娩。骨盆绝对性狭窄或胎儿过大，明显头盆不称或肩先露及臀先露尤其是足先露时，均应行择期剖宫产术。产力异常出现病理缩复环，无论胎儿是否存活，在抑制宫缩的同时尽早行剖宫产。

第二节 产力异常

子宫收缩力是分娩进程中最重要的产力，贯穿于分娩全过程，具有节律性、对称性、极性及缩复作用等特点。无论何种原因使上述特点发生改变，如失去节律性、极性倒置、收缩过弱或过强,均称为子宫收缩力异常。产力异常主要包括:子宫收缩乏力及子宫收缩过强两种。

一、子宫收缩乏力

【原因】

子宫收缩功能取决于子宫肌源性、精神源性及激素调节体系中的同步化程度,任何一方异常均可直接导致产力异常。

(一)头盆不称或胎位异常

胎儿先露部不能紧贴子宫下段及宫颈内口,影响内源性缩宫素的释放及反射性子宫收缩。

(二)精神心理因素

产妇对分娩有恐惧、紧张、焦虑等精神心理障碍。

(三)子宫肌源性因素

子宫畸形、子宫肌纤维过度伸展(如巨大胎儿、双胎妊娠、羊水过多等)、高龄产妇、经产妇、有宫内感染、子宫肌瘤等因素,影响子宫收缩的对称性及极性,引起子宫收缩乏力。

(四)内分泌失调

临产后产妇体内缩宫素及前列腺素合成、释放不足,或缩宫素受体量少。胎儿、胎盘合成与分泌硫酸脱氢表雄酮量少,致宫颈成熟度欠佳,亦可引起原发性宫缩乏力。

(五)其他

在产程早期使用大剂量解痉、镇静、镇痛剂,可直接抑制子宫收缩。行硬膜外麻醉镇痛分娩或产妇疲乏时，导致子宫收缩乏力，使产程延长。

【临床表现及诊断】

（一）协调性子宫收缩乏力（低张性子宫收缩乏力）

子宫收缩有正常的节律性、对称性及极性，但收缩力弱，致使产程延长，甚至停滞。根据宫缩乏力发生时期分为两种。①原发性宫缩乏力：指产程一开始就出现；②继发性宫缩乏力：指产程开始正常，进入活跃期后强度转弱，使产程延长或停滞，多伴有胎位或骨盆等异常。

（二）不协调性子宫收缩乏力（高张性子宫收缩乏力）

宫缩失去正常的对称性、节律性，尤其是极性，不能产生向下的合力，无效宫缩，胎先露部不下降，宫口不扩张。产妇出现持续性腹痛及静息宫内压升高。

【对产程及母儿的影响】

（一）对产程的影响

宫缩乏力使产程进展缓慢或停滞。原发性宫缩乏力可致潜伏期延长，继发性宫缩乏力可导致第一及第二产程延长、停滞，甚至发生滞产。

（二）对产妇的影响

产程延长直接影响产妇的休息及进食，加上体力消耗和过度换气，可致产妇精神疲惫、全身乏力，严重者引起脱水、酸中毒或低钾血症，手术产率增加。第二产程延长产道受压过久致产后尿潴留，甚至发生尿瘘或粪瘘，亦可导致产后出血和产褥感染率增加。

（三）对胎儿的影响

不协调性宫缩乏力不能使子宫壁完全放松，对子宫胎盘循环影响大，易发生胎儿窘迫；产程延长胎头及脐带等受压机会增加，手术助产机会增高，易发生新生儿产伤，使新生儿窒息、颅内出血及吸入性肺炎等发病率增加。

【处理】

(一) 协调性子宫收缩乏力

不论是原发性还是继发性，首先应寻找原因。发现头盆不称或胎位异常预计不能经阴道分娩者，应行剖宫产术。确认无头盆不称和胎位异常、胎儿窘迫征象，能经阴道分娩者，应采取加强宫缩的措施。

1. 第一产程

(1) 一般处理

应预防宫缩乏力，解除产妇对分娩的心理顾虑与紧张情绪，指导其休息、饮食及大小便等。对潜伏期出现的宫缩乏力，必要时可用强镇静剂如哌替啶 100 mg 或吗啡 10 mg 肌注，镇静治疗后绝大多数潜伏期宫缩乏力者经充分休息后自然转入活跃期。

(2) 加强宫缩

①物理方法：宫口扩张≥5 cm、无头盆不称、胎头已衔接而产程延缓时，可行人工破膜术，使胎头直接紧贴子宫下段及宫颈内口，引起反射性子宫收缩，加速产程进展，同时观察羊水性状。宫颈 Bishop 评分≥7 分者，成功率较高。②药物：a. 缩宫素。从小剂量开始静脉滴注，通常用缩宫素 2.5 U 加入 0.9%氯化钠溶液 500 mL 中，每 1 mL 中含有 5 mU 缩宫素，开始滴速为 8 滴/分，每分钟滴入的缩宫素应控制在 2.5 mU，在确定无过敏后，剂量可逐渐增加，在 15 分钟内调整到有效剂量（宫缩间歇 2~3 分钟，持续 40~60 秒，宫腔压力不超过 60 mmHg）。通过调整给药浓度，在不引起子宫过强收缩及胎儿窘迫的情况下使宫口扩张及胎先露部下降；缩宫素的血浆半衰期平均为 5 分钟，用药后 20~40 分钟可达

血浆稳态浓度，加量间隔以 15~30 分钟、每次增加浓度以 1~3 mU/min 为宜，最大给药浓度不超过 7.5 mU/min。用药时密切观察宫缩、胎心监护、血压及产程进展等变化，警惕水中毒。若血压升高，应减慢滴注速度；一旦激惹性宫缩或宫缩持续时间超过 1 分钟或胎心率明显减速（包括胎心持续减速及晚期减速等），均应立即停用缩宫素。对有明显产道梗阻或伴瘢痕子宫者不宜应用。b. 地西泮。地西泮 10 mg 静脉缓慢推注，2~3 分钟注完。间隔 4~6 小时酌情再用。可选择性地使宫颈肌纤维松弛，而不影响宫体肌收缩，可降低母体交感神经系统兴奋性，使子宫血管张力下降，改善子宫的血液循环。镇静、催眠作用可缓解产妇的紧张情绪及疲惫状态，减少产妇体内儿茶酚胺分泌，有助于恢复子宫收缩。

2. 第二产程

若头盆相称出现宫缩乏力，可静脉滴注缩宫素加强宫缩，指导产妇配合宫缩屏气用力，争取经阴道自然分娩；有胎儿窘迫征象应尽早结束分娩，胎头双顶径已通过坐骨棘平面且无明显颅骨重叠，可行阴道助产；否则应行剖宫产术。

3. 第三产程

胎肩娩出后立即将缩宫素 10~20U 静脉滴注，预防产后出血。对产程长、破膜时间长及手术产者，给予抗生素防感染。

（二）不协调性子宫收缩乏力

应调节子宫收缩，使其恢复正常节律性及极性。可给予哌替啶 100 mg 或吗啡 10 mg 肌注，产妇充分休息后多能恢复为协调性子宫收缩，若伴胎儿窘迫及头盆不称者禁用强镇静剂，应尽早行剖宫产。在子宫收缩恢复为协调性之前，严禁使用缩宫药物，以免加重病情。

二、子宫收缩过强

【临床表现及诊断】

（一）协调性子宫收缩过强

子宫收缩的节律性、对称性及极性均正常，仅收缩力过强。若无产道梗阻，常以产程短暂为特征，可使总产程<3小时，称为急产。若存在产道梗阻或瘢痕子宫，可发生病理缩复环或子宫破裂。

（二）不协调性子宫收缩过强

1. 子宫痉挛性狭窄环

子宫局部平滑肌呈痉挛性不协调性收缩形成的环形狭窄，持续不放松。狭窄环常见于子宫上下段交界处及胎体狭窄部，如胎儿颈部。产妇出现持续性腹痛，烦躁不安，宫颈扩张缓慢，胎先露部下降停滞，胎心时快时慢，第三产程常造成胎盘嵌顿，手取胎盘时可在宫颈内口上方直接触到此环。

2. 强直性子宫收缩

常见于缩宫药使用不当。子宫收缩失去节律性，呈持续性强直性收缩。产妇因持续性腹痛常有烦躁不安、腹部拒按，不易查清胎位，胎心听不清。若合并产道梗阻，亦可出现病理缩复环、血尿等先兆子宫破裂征象。

【对产程及母儿影响】

（一）对产程影响

协调性子宫收缩过强可致急产，不协调性子宫收缩过强形成子宫痉挛性狭窄环或强直性子宫收缩时，可导致产程延长及停滞。

(二) 对产妇影响

无论急产还是强直性子宫收缩均易造成软产道裂伤。宫缩过强宫腔内压力增高，有发生羊水栓塞的危险。子宫痉挛性狭窄环可使产程停滞、胎盘嵌顿，增加产后出血、产褥感染及手术产的机会。

(三) 对胎儿影响

急产及强直性子宫收缩使子宫胎盘血流减少，子宫痉挛性狭窄环使产程延长，易发生胎儿窘迫及新生儿窒息，严重者直接导致死胎及死产。

【处理】

以预防为主，有急产史（包括家族有急产史）者应提前入院待产，临产后慎用缩宫药物及其他可促进宫缩的产科处置，如人工破膜等。一旦发生强直性子宫收缩，给予产妇吸氧的同时应用宫缩抑制剂，如25%硫酸镁20 mL加入5%葡萄糖液20 mL缓慢静注，哌替啶100 mg肌注（适用于4小时内胎儿不会娩出者），在抑制宫缩的同时密切观察胎儿安危。若宫缩缓解、胎心正常，可等待自然分娩或经阴道手术助产；若宫缩不缓解，已出现胎儿窘迫或病理缩复环者，应尽早行剖宫产；若胎死宫内，应先缓解宫缩，处理死胎，以不损害母体为原则。

第三节 产道异常

产道异常包括骨产道异常及软产道异常，以骨产道异常多见。

一、骨产道异常

包括骨盆形态异常及骨盆径线过短。骨盆径线过短或骨盆形态异常，使骨盆腔容积小于胎先露部能够通过的限度，称为狭窄骨盆。可以是一个径线过短或多个径线同时过短；也可以是一个平面狭窄或多个平面同时狭窄。造成狭窄骨盆的原因有先天发育异常、出生后营养、疾病及外伤等因素。

【狭窄骨盆的分类】

（一）骨盆入口平面狭窄

扁平型骨盆最常见，骨盆入口平面前后径狭窄。根据骨盆入口平面狭窄程度，分为3级：Ⅰ级临界性狭窄，骶耻外径18 cm，对角径11.5 cm，入口前后径10.0 cm，多数可经阴道分娩；Ⅱ级相对性狭窄，骶耻外径16.5~17.5 cm，对角径10.0~11.0 cm，入口前后径8.5~9.5 cm，需经试产后才能决定是否可以经阴道分娩；Ⅲ级绝对性狭窄，骶耻外径≤16.0 cm，对角径≤9.5 cm，入口前后径≤8.0 cm，必须以剖宫产结束分娩。根据形态变异分为以下两种。

1. 单纯扁平骨盆

入口呈横扁圆形，骶岬向前下突出，入口横径正常前后径缩短，骶凹存在。

2. 佝偻病性扁平骨盆

入口呈横的肾形，骶岬向前突，入口前后径明显缩短，骶凹消失，骶骨下段变直后移，尾骨前翘，坐骨结节外翻使耻骨弓角度及坐骨结节间径增大。

（二）中骨盆平面狭窄

主要为男型骨盆及类人猿型骨盆，以坐骨棘间径及中骨盆后矢状径狭窄为主。中骨盆平面狭窄分为3级：Ⅰ级临界性，坐骨棘间径10.0 cm，坐骨棘间径加后矢状径13.5 cm；Ⅱ级相对性狭窄，坐骨棘间径8.5~9.5 cm，坐骨棘间径与后矢状径12.0~13.0 cm；Ⅲ级绝对性狭窄，坐骨棘间径≤8.0 cm，坐骨棘间径加后矢状径≤11.5 cm。

(三) 骨盆出口平面狭窄

常与中骨盆平面狭窄伴行，多见于男型骨盆。骨盆侧壁内收及骶骨直下使坐骨切迹<2横指、耻骨弓角度<90°，呈漏斗型骨盆。将骨盆出口狭窄分3级：Ⅰ级临界性，坐骨结节间径7.5 cm，坐骨结节间径与出口后矢状径之和15.0 cm；Ⅱ级相对性狭窄，坐骨结节间径6.0~7.0 cm，坐骨结节间径与出口后矢状径之和12.0~14.0 cm；Ⅲ级绝对性狭窄，坐骨结节间径≤5.5 cm，坐骨结节间径与出口后矢状径之和≤11.0 cm。

(四) 骨盆三个平面狭窄

外形属女型骨盆，3个平面各径线均比正常值小2 cm或更多，称为均小骨盆。

(五) 畸形骨盆

丧失正常形态及对称性所致的狭窄。偏斜骨盆的共性特征是骨盆两侧的侧斜径（一侧髂后上棘与对侧髂前上棘间径）或侧直径（同侧髂后上棘与髂前上棘间径）之差>1 cm。有尾骨骨折史可致尾骨尖前翘或骶尾关节融合使骨盆出口前后径明显变短，导致骨盆出口平面狭窄而影响分娩。

【狭窄骨盆的临床表现】

(一) 骨盆入口平面狭窄的临床表现

1. 胎先露及胎方位异常

狭窄骨盆孕产妇，臀先露、肩先露等异常胎位发生率是正常骨盆者的3倍以上。头先露初产妇已临产，但胎头迟迟不入盆。检查胎头跨耻征阳性；产程早期胎头常呈不均倾位或仰伸位入盆。若为骨盆临界性或相对性入口平面狭窄、胎儿不大且产力好，经充分试产可经阴道分娩；否则，胎头受阻于骨盆入口，衔接失败，属绝对性头盆不称，应行剖宫产。

2. 产程进展异常

因骨盆入口平面狭窄而致相对性头盆不称时，常见潜伏期及活跃期早期产程延长。经充分试产，胎头衔接则后期产程进展相对顺利。绝对性头盆不称时，常导致宫缩乏力及产程停滞。

3. 其他

胎膜早破及脐带脱垂等分娩期发病率增高。头盆不称产妇脐带脱垂风险为正常产妇的4~6倍以上。偶有狭窄骨盆伴有宫缩过强者，因产道梗阻使产妇出现腹痛拒按、排尿困难，甚至尿潴留等症状。产妇下腹压痛明显、耻骨联合分离、宫颈水肿，出现病理缩复环、肉眼血尿等先兆子宫破裂征象。若未及时处理则可发生子宫破裂。

(二) 中骨盆平面狭窄的临床表现

1. 胎方位异常

当胎头下降至中骨盆平面时，中骨盆横径狭窄致使胎头内旋转受阻，易出现持续性枕后（横）位，经阴道分娩受阻。

2. 产程进展异常

胎头多于宫口近开全时完成内旋转，因此持续性枕后（横）位可使减速期及第二产程延长，胎头下降延缓与停滞。

3. 其他

易致继发性宫缩乏力，胎头强行通过中骨盆以及手术助产矫正胎方位等易发生胎儿颅内出血、头皮血肿等，强行阴道助产则可导致严重的会阴、阴道损伤。中骨盆严重狭窄、宫缩又较强，同样可发生子宫破裂。

（三）骨盆出口平面狭窄的临床表现

常与中骨盆平面狭窄并存。可导致继发性宫缩乏力及第二产程停滞，胎头双顶径不能通过骨盆出口。

【狭窄骨盆的诊断】

利用影像学技术如 X 线、CT 和 MRI 检查可精确测量骨盆腔的大小，但临床未广泛应用，X 线检查对母儿双方均不利，现已弃用。主要通过产科检查评估骨盆大小。

（一）病史

询问产妇既往是否患佝偻病、骨结核、脊髓灰质炎及骨外伤等，经产妇更应详细询问既往分娩史，有无难产及其他等。

（二）全身检查

注意身高、脊柱及下肢残疾情况以及米氏菱形窝是否对称等。身高<145 cm 者易合并均小骨盆，脊柱侧突或跛行者可伴偏斜骨盆畸形。骨骼粗壮、颈部较短者易伴漏斗型骨盆。米氏菱形窝对称但过扁者易合并扁平骨盆、过窄者易合并中骨盆狭窄，两髂后上棘对称突出且狭窄者往往是类人猿型骨盆特征，米氏菱形窝不对称、一侧髂后上棘突出者则偏斜骨盆可能性大。

（三）腹部检查

初产妇呈尖腹、经产妇呈悬垂腹者，往往可能有骨盆入口狭窄。临产后还应充分评估头盆关系，胎头跨耻征阳性，表示头盆不称。提示有骨盆相对性或绝对性狭窄可能，头盆是否相称还与骨盆倾斜度和胎方位相关。

（四）骨盆评估

除测量骶耻外径和坐骨结节间径外，还应注意检查耻骨弓角度、对角径、坐骨切迹宽度、坐骨棘内突程度、骶凹曲度及骶尾关节活动度等，以便充分预测骨盆各平面的狭窄程度。

（五）胎位及产程动态监测

初产妇临产后胎头尚未衔接或呈臀先露、肩先露等异常胎先露，或头先露呈不均倾位衔接，或胎头内旋转受阻以及产力、胎位正常而产程进展缓慢时，均提示有狭窄骨盆可能，应根据头盆相称程度确定是否可经阴道试产。

【狭窄骨盆对产程及母儿影响】

（一）对产程影响

使产程延长及停滞。入口狭窄使潜伏期及活跃期均延长或停滞；中骨盆狭窄可使胎头下降延缓、停滞，活跃期及第二产程延长；出口狭窄使第二产程延长及胎头下降停滞。

（二）对产妇影响

入口狭窄使异常胎先露发生率增加；中骨盆狭窄易致胎方位异常。胎先露部下降受阻多导致继发性宫缩乏力，产程延长，使手术产及产后出血增多；产道受压过久，可形成尿瘘或粪瘘；伴宫缩过强形成病理缩复环，可致子宫破裂；因滞产阴道检查次数增多，产褥感染机会增加。

（三）对胎儿影响

入口狭窄使胎头高浮或胎膜早破，增加脐带先露及脐带脱垂机会；胎头内旋转及下降受阻，在产道受压过久，强行通过狭窄产道或手术助产，易引起新生儿颅内出血及其他产伤、感染等。

【狭窄骨盆分娩处理】

（一）骨盆入口平面狭窄的处理

（1）骶耻外径 16.5~17.5 cm、骨盆入口前后径 8.5~9.5 cm、胎头跨耻征可疑阳性，相对骨盆入口平面狭窄，若产妇一般状况及产力良好，足月胎儿体重 <3000 g，胎位、胎心正常时，当破膜后子宫颈口扩张 ≥6 cm 后，试产时间以 4~6 小时为宜。产程仍无进展或出现胎儿窘迫征象，应及时行剖宫产术。

（2）骶耻外径 ≤16.0 cm、骨盆入口前后径 ≤8.0 cm、胎头跨耻征阳性，绝对骨盆入口平面狭窄，足月活胎应行剖宫产术。

（二）中骨盆平面狭窄的处理

中骨盆平面狭窄容易导致持续性枕后位或枕横位，多为活跃期停滞及第二产程延长、继发性宫缩乏力。若宫口开全初产妇已 2 小时，经产妇已 1 小时以上，胎头双顶径达到坐骨棘水平或更低，可以徒手转胎位，加强产力，可阴道分娩或阴道助产；胎头双顶径仍在坐骨棘水平以上，或伴有胎儿窘迫征象，应行剖宫产术。

（三）骨盆出口平面狭窄的处理

骨盆出口平面狭窄不应阴道试产。

（四）骨盆三个平面均狭窄的处理

在胎儿小、产力好、胎位及胎心正常的情况下可试产。头盆不称，胎儿较大时，应当实施剖宫产。

（五）畸形骨盆的处理

应根据畸形骨盆种类、狭窄程度、胎儿大小及产力等情况具体分析。畸形严重、头盆明显不称者，应及时行剖宫产术。

二、软产道异常

软产道异常同样可致异常分娩，但少见。软产道异常可由先天发育异常及后天疾病因素引起。

【先天发育异常】

（一）阴道横隔

横隔厚直接阻碍胎先露部下降使产程停滞，需剖宫产分娩；若横隔薄，随胎先露部下降被进一步撑薄，通过横隔孔查及逐渐开大的宫口，在确认为横隔后，可在直视下以小孔为中心将横隔 X 形切开，待胎盘娩出后用可吸收线间断或连续锁边缝合残端。

（二）阴道纵隔

伴有双宫颈者，纵隔被推向对侧，分娩多无阻碍；发生于单宫颈者，可在分娩时切断挡在胎先露部前方的纵隔，产后用可吸收线间断或连续锁边缝合残端。若在孕前已确诊，可先行矫形术。

【软产道瘢痕】

（一）子宫下段瘢痕

随着初产妇剖宫产率升高，使子宫下段的手术瘢痕者增多。瘢痕子宫再孕分娩时有瘢痕破裂的危险，使重复剖宫产机会相应增加。但并非所有曾行剖宫产的妇女再孕后均须剖宫产，需视前次剖宫产术式、指征、术后有无感染、术后再孕间隔时间、既往剖宫产次数以及本次妊娠临产后产力、产道及胎儿相互适应情况等综合分析决定是否剖宫产后阴道分娩。若前次剖宫产切口为子宫下段横切口，再孕后阴道试产成功率高；但若前次术式为子宫上段纵切口或 T 形切口、术后有感染、前次剖宫产次数 ≥2 次、巨大子宫肌瘤穿透子宫黏膜剔除术后者不宜试产。

(二) 宫颈瘢痕

宫颈慢性炎症经冷冻、高频电刀或手术锥形切除治疗，或宫颈内口松弛经环扎手术治疗，宫颈坚硬、宫颈水肿均可使宫颈局部形成瘢痕、挛缩、狭窄或缺乏弹性，影响宫颈扩张。可静注地西泮 10 mg 或宫旁两侧注入 0.5% 利多卡因 10 mL 软化宫颈治疗，如无效应剖宫产分娩。

(三) 阴道瘢痕

若瘢痕不严重且位置低时，可行会阴后-侧切开术后阴道分娩；若瘢痕严重，曾行生殖道瘘修补术或瘢痕位置高时，均应行剖宫产术。

【盆腔肿瘤】

(一) 子宫肌瘤

不阻碍产道可经阴道分娩。子宫下段及宫颈肌瘤阻碍胎先露部衔接及下降时，应行剖宫产术，同时行肌瘤切除术。若肌瘤位置异常，术前准备不足，产后手术可避免产时手术失血过多等不利因素。

(二) 卵巢肿瘤

卵巢肿瘤位于骨盆入口阻碍胎先露部衔接者，应行剖宫产的同时切除肿瘤，术后送病理检查。

(三) 宫颈癌

癌肿质硬而脆，经阴道分娩易致裂伤出血及癌肿扩散，应行剖宫产术。若为早期浸润癌可先行剖宫产术,随即行宫颈癌根治术或术后放疗。

【其他】

阴道尖锐湿疣:可因阴道分娩感染新生儿患喉乳头状瘤,若为女婴亦可患生殖道湿疣。另外,外阴及阴道的尖锐湿疣在妊娠期生长迅速,病灶易扩散,病变部位组织质脆,阴道分娩易致软产道裂伤及感染,以行剖宫产为宜。

第四节 胎位异常

胎位异常包括头先露异常、臀先露及肩先露等。头先露异常最常见,以胎头为先露的难产,又称头位难产。

一、持续性枕后位、枕横位

正常分娩时,胎头双顶径抵达中骨盆平面时完成内旋转动作,胎头得以最小径线通过骨盆最窄平面顺利经阴道分娩。临产后凡胎头以枕后位或枕横位衔接,经充分试产,胎头枕部仍位于母体骨盆后方或侧方,不能转向前方致使分娩发生困难者,称为持续性枕后位或持续性枕横位,约占分娩总数的5%。

【原因】

(一)骨盆异常

男型骨盆与类人猿型骨盆多有中骨盆狭窄,阻碍胎头内旋转,容易发生持续性枕后位或枕横位。扁平骨盆及均小骨盆容易使胎头以枕横位衔接,俯屈不良影响内旋转,使胎头枕横位嵌顿在中骨盆形成持续性枕横位。

(二) 其他

子宫收缩乏力、前置胎盘、胎儿过大或过小以及胎儿发育异常等均可影响胎头俯屈及内旋转，造成持续性枕后位或枕横位。

【诊断】

(一) 临床表现

临产后胎头枕后位衔接影响胎头俯屈及下降，进而不能有效扩张宫颈及影响内源性缩宫素释放，易致低张性宫缩乏力。胎儿枕部压迫产道，产妇觉肛门坠胀及排便感，宫口尚未开全时过早屏气，第二产程腹肌收缩乏力使胎头下降延缓或停滞，产程延长。在阴道口见到胎发，多次宫缩时屏气胎头不继续下降，应考虑可能是持续性枕后位。

(二) 腹部检查

胎背偏向母体后方或侧方，前腹壁触及胎儿肢体，且在胎儿肢体侧容易听及胎心。

(三) 阴道（肛门）检查

枕后位时盆腔后部空虚。持续性枕横位时矢状缝与骨盆横径一致，前后囟分别位于骨盆两侧后方，因胎头俯屈差，前囟常低于后囟。若宫口开全，因胎头产瘤触不清颅缝及囟门时，可借助胎儿耳郭及耳屏位置判定胎方位。

(四) 超声检查

超声探测胎头枕部及眼眶方位即可明确诊断。

【分娩机制】

在无头盆不称时，多数枕后位及枕横位在强有力的宫缩作用下，可使胎头枕部向前旋转90°～135°成为枕前位。在分娩过程中，若不能自然转为枕前位者，其分娩机制如下。

（一）枕后位

枕左（右）后位内旋转时向后旋转45°，使矢状缝与骨盆前后径相一致，胎儿枕部朝向骶骨成正枕后位，其分娩方式如下。

1. 胎头俯屈较好

继续下降前囟抵达耻骨联合下，以前囟为支点，胎头继续俯屈，自会阴前缘先娩出顶部及枕部，随后胎头仰伸，再自耻骨联合下相继娩出额、鼻、口、颏。此种分娩方式为枕后位经阴道助产最常见的方式。

2. 胎头俯屈不良

胎头额部先拨露，当鼻根抵达耻骨联合下时，以鼻根为支点，胎头先俯屈，使前囟、顶部及枕部相继从会阴前缘娩出，随后胎头仰伸自耻骨联合下相继娩出额、鼻、口及颏。因胎头以较大的枕额周径旋转，这种分娩方式较前者困难，除少数产力好、胎儿小能以正枕后位自然娩出外，多数需阴道助娩。

（二）枕横位

部分枕横位于下降过程中内旋转受阻，或枕后位仅向前旋转45°成为持续性枕横位时，多需用手或胎头吸引器（或产钳）将胎头转成枕前位经阴道娩出。

【对产程及母儿影响】

（一）对产程影响

持续性枕后（横）位容易导致胎头下降延缓及停滞。处理不及时导致第二产程延长，甚至滞产。

(二) 对母体影响

容易继发性宫缩乏力及产程延长。若产道受压过久因膀胱麻痹可致尿潴留，甚至发生生殖道瘘。阴道助产增多，产道裂伤、产后出血及产褥感染机会增加。

(三) 对胎儿影响

由于产程延长及手术助产机会增多，易致胎儿窘迫、新生儿窒息及产伤等，使围生儿死亡率增高。

【处理】

若骨盆无异常、胎儿不大，可试产。

(一) 第一产程

密切观察产程进展及胎心变化，防止产妇过早屏气用力，防宫颈前唇水肿及体力消耗；产妇取胎背对侧卧位，促进胎头俯屈、下降及向前旋转，充分试产。宫缩乏力时，可静脉滴注缩宫素；宫口开大 6 cm 以上，可行人工破膜，观察羊水性状，促进产程进展。若经过上述处理效果不佳，宫口开大 < 1 cm/h 或无进展或试产过程中出现胎儿窘迫，均应行剖宫产术。

(二) 第二产程

发现胎头下降延缓及停滞时，应及时行阴道检查确定胎方位，发现胎头呈枕后位或枕横位时，应指导产妇配合宫缩、屈髋加腹压用力，以此方式减小骨盆倾斜度、增加胎轴压，使胎先露部充分借助肛提肌收缩力转至枕前位。亦可在宫缩时上推胎头前囟侧助其充分俯屈，解除枕额径嵌顿使其以枕下前囟径顺利完成内旋转后通过产道自然分娩。若经上述处置仍无进展或进展缓慢，或第二产程初产妇 2 小时，经产妇 1 小时，应行阴道检查。若 S≥+3（双顶径已达坐骨棘及以下）时，用手转胎头或用胎头吸引器（或产钳）辅助将胎头转至枕前位后阴道助娩。若转至枕前位困难，亦可转至正枕后位产钳助娩。枕后位时胎头俯屈差，往往以枕额径娩出，宜行较大的会阴后-侧切开术娩出胎儿，以防产道裂伤。若第二产程延长，而胎头双顶径仍在坐骨棘以上，或第二产程 S<+3 伴胎儿窘迫时，均宜剖宫产分娩。

（三）第三产程

应做好新生儿复苏抢救准备，防治产后出血。有软产道裂伤者，应及时修补，并给予抗生素预防感染。

二、胎头高直位

胎头以不屈不仰姿势衔接于骨盆入口，其矢状缝与骨盆入口前后径相一致时，称为胎头高直位。胎头高直位包括：①高直前位：指胎头枕骨向前靠近耻骨联合者，又称枕耻位；②高直后位：指胎头枕骨向后靠近骶岬者，又称枕骶位。约占分娩总数的 1.08%。

【诊断】

（一）临床表现

临产后胎头迟迟不下降或下降缓慢，宫口扩张缓慢，产程延长。高直前位时，胎头入盆困难，活跃期早期宫口扩张延缓或停滞。高直后位时，胎头不能通过骨盆入口，不下降，先露部高浮，活跃期早期延缓或停滞，即使宫口开全，胎头高浮易发生滞产、先兆子宫破裂，甚至子宫破裂。

（二）腹部检查

胎头高直前位时，腹前壁被胎背占据，触不到胎儿肢体，胎心位置稍高在近腹中线。高直后位时，腹前壁被胎儿肢体占据，有时可能在耻骨联合上方触及胎儿下颏。

(三) 阴道检查

胎头矢状缝在骨盆入口的前后径上，其偏斜度不应超过15°。高直前位时后囟在前、前囟在后，反之则为高直后位。因胎头嵌顿于骨盆入口，宫口很难开全，常停滞在3~5 cm。

(四) 超声检查

高直后位时可在耻骨联合上方探及眼眶反射；高直前位时在母亲腹壁正中探及胎儿脊柱反射。高直前位及高直后位胎头双顶径均与骨盆入口横径一致。

【分娩机制】

高直前位临产后，胎头极度俯屈，以枕骨下部支撑在耻骨联合处，额、顶、颏转向骶岬。首先是前囟滑过骶岬，然后额沿骶骨下滑入盆，待胎头极度俯屈姿势纠正后，不需内旋转，可按枕前位分娩。相反，高直后位时胎儿脊柱与母体脊柱相贴，胎头枕部嵌顿在骶岬上方，妨碍胎头俯屈及下降，使胎头高浮无法入盆，很难经阴道分娩。

【处理】

高直前位时，应给予阴道试产机会，加强产力的同时指导产妇侧卧或半卧位，促进胎头衔接、下降。若试产失败或伴明显骨盆狭窄，确诊高直后位应行剖宫产术。

三、前不均倾位

枕横位入盆的胎头侧屈以其前顶骨先入盆，称为前不均倾位。前不均倾位是导致异常分娩的异常胎位，发生率为 0.50%~0.81%。

【诊断】

(一) 临床表现

因后顶骨不能入盆，使胎头下降停滞，产程延长。若膀胱颈受压于前顶骨与耻骨联合之间，使产妇过早出现排尿困难及尿潴留。

(二) 腹部检查

临产早期，于耻骨联合上方可扪及胎头顶部。随前顶骨入盆胎头折叠于胎肩之后，使在耻骨联合上方不易触及胎头，形成胎头已衔接入盆的假象。

(三) 阴道检查

胎头矢状缝在骨盆入口横径上，矢状缝向后移靠近骶岬侧，盆腔后半部空虚，前顶骨紧嵌于耻骨联合后方，宫颈前唇受压出现水肿，尿道受压不易插入导尿管。

【分娩机制】

前不均倾位时，因耻骨联合后面直而无凹陷，前顶骨紧紧嵌顿于耻骨联合后，使后顶骨无法越过骶岬而入盆，故需剖宫产结束分娩。

【处理】

临产后早期，产妇宜取坐位或半卧位，以减小骨盆倾斜度，尽量避免胎头以前不均倾位衔接。一旦确诊为前不均倾位，除个别胎儿小、宫缩强、骨盆宽大给予短时间试产外，均应尽快行剖宫产术。

四、额先露

胎头持续以额部为先露入盆并以枕额径通过产道时,称为额先露。胎头呈半仰伸状态,属于暂时性的胎位,也可进一步仰伸为面先露,或俯屈为枕先露。持续性额先露仅占分娩总数的 0.03%~0.1%。

【原因】

(一)子宫因素

双子宫或鞍状子宫以及宫腔内有纵隔时,均易使子宫体斜向一侧,胎背易向枕骨方向后倾使胎头呈仰伸状态。

(二)骨盆因素

骨盆入口狭窄,孕妇腹壁松弛(如经产妇)呈悬垂腹,胎背向前或两侧方下垂,易致胎头仰伸。

(三)胎儿因素

巨大胎儿、脐带绕颈及其他少见长颅畸形、无脑儿等,容易发生额先露。

【诊断】

(一)临床表现

持续性额先露时以胎头最大径线(枕额径)入盆,使胎头衔接受阻,导致继发性宫缩乏力及产程停滞。

(二)腹部检查

额先露时可在耻骨联合上方触及胎儿下颌或胎儿枕骨隆突。偶尔可在耻骨联合上方两侧同时触及胎儿下颏及枕骨隆突。

(三) 阴道检查

可触及额缝（额缝一端为前囟，另一端为鼻根以及鼻根内侧的眼眶）。

【分娩机制】

一般情况下，持续性额先露因枕颏径受阻于骨盆入口无法衔接而不能经阴道分娩。若胎儿很小、骨盆很大，或胎头明显变形使枕额径明显缩小时，额先露自然转位俯屈为枕先露或仰伸为面先露中的颏前位时，可经阴道分娩。

【处理】

产前检查发现为悬垂腹型或子宫体偏斜一侧疑有子宫畸形时，应警惕额先露可能。在确诊胎方位的同时应排除胎儿异常可能。若产前发现为额先露，应建议孕妇取胎背对侧卧位，促进胎头俯屈自然转为枕先露。若临产后额先露未能自然转位且产程停滞，应行剖宫产术。

五、面先露

胎头以颜面为先露时，称面先露，发生率为 0.08%~0.27%。常由额先露继续仰伸形成，以颏骨为指示点，面先露有颏左前、颏左横、颏左后、颏右前、颏右横、颏右后 6 种胎方位。

【诊断】

(一) 腹部检查

颏后位时，面先露的特征是在胎背侧触及极度仰伸的枕骨隆突。由于胎头的极度仰伸使其枕骨隆突与胎背间有明显凹陷，并因胎背远离孕妇腹壁而使胎心听诊遥远。相反，颏前位时因胎体伸直使胎儿胸部更贴近孕妇腹前壁，胎儿肢体侧的下腹部胎心听诊更清晰。

（二）阴道（肛门）检查

触不到圆而硬的颅骨，在宫口开大后仅能触及胎儿颜面的一些特征，如眼、鼻及口等。但面先露低垂部位如口唇等出现水肿时不易与臀先露时肛门相区别，有可能将面先露误诊为臀先露。主要鉴别点：面先露时口与两颧骨突出点呈倒三角形排列，而臀先露时肛门与两个坐骨结节呈直线排列。另外，手指入肛门后可有括约感，并可带出胎粪，而口腔无上述特点。通过触诊胎儿口腔及下颏的位置可确诊胎方位。

（三）超声检查

可明确区分面先露与臀先露，并能探清胎方位。

【分娩机制】

很少发生在骨盆入口上方，往往是额先露下降受阻时胎头极度仰伸通过产道时发生面先露。因此，面先露的分娩机制为胎头仰伸、下降、内旋转、俯屈、复位及外旋转。

以颏右前位为例：胎头以前囟颏径，衔接于母体骨盆入口左斜径上，下降至中骨盆平面遇到盆壁阻力，使胎头后仰，枕骨进一步贴近胎背，颏部成为下降的先露。当颏部抵达盆底遇到盆底阻力时向左旋转45°成颏前位，并使前囟颏径与中骨盆及骨盆出口前后径保持一致，有利于胎头继续下降；当颏部抵达耻骨弓下时胎头大部在骶凹的缓冲区，借骶凹及骶尾关节能向后移动特点，以颏为支点可将胎头逐渐俯屈，自会阴前缘相继娩出胎儿鼻、眼、额、顶、枕，使仰伸的胎头复位娩出阴道外口，随后的胎体娩出同枕先露。颏右横及颏右后的分娩机制基本同颏右前，只是内旋转的角度大，为90°~135°。

因前囟颏径较枕下前囟径大，同时颜面颅骨变形能力不如颅顶骨，使面先露在产道内完成内旋转的阻力较大，不易转成颏前位。沿颏后位继续下降时，已极度仰伸的胎头大部嵌顿在耻骨联合后上方，不能再继续仰伸适应骨盆轴下降，更不能俯屈，故颏后位不能经阴道分娩。

【处理】

面先露均在临产后发生。如出现产程延长及停滞时，应及时行阴道检查，尽早确诊。颏前位时，如无头盆不称、胎心正常，应给予阴道试产机会。因产程长且常伴宫缩乏力，可静脉滴注缩宫素加强产力。如第二产程延长，可产钳助产分娩，但宜行较长的会阴后-侧切开。颏前位伴头盆不称或出现胎儿窘迫征象，或颏后位，均需剖宫产分娩。个别情况下，如颏后位胎儿过小或胎死宫内，欲阴道分娩时也必须转成颏前位。否则，将危害母儿双方。

六、臀先露

臀先露是产前最常见且最容易诊断的一种异常胎位，占足月分娩总数的3%~4%。臀先露以骶骨为指示点，有骶左前、骶左横、骶左后、骶右前、骶右横及骶右后6种胎方位。

【原因】

(一) 胎儿发育因素

胎龄愈小臀先露发生率愈高，如晚期流产儿及早产儿臀先露高于足月产儿。臀先露于妊娠28~32周间转为头先露，并相对固定胎位。另外，无论早产还是足月产臀先露时先天畸形如无脑儿、脑积水等及低出生体重发生率是头先露的2.5倍。

(二) 胎儿活动空间因素

胎儿活动空间过大或过小均可导致臀先露。

(1) 双胎及多胎妊娠，臀先露发生率远较单胎妊娠时高。

(2) 羊水过多及羊水过少，亦因胎儿活动范围过大或过小而使臀先露发生率高。此两种情况也可能与胎儿发育异常有关。

(3) 经产妇腹壁过于松弛或子宫畸形如单角子宫、纵隔子宫使胎儿活动受限，均易导致臀先露。

(4) 脐带过短尤其合并胎盘附着宫底，或胎盘植入一侧宫角以及前置胎盘时易合并臀先露。

(5) 骨盆狭窄、盆腔肿瘤（如子宫下段或宫颈肌瘤等）阻碍产道时，也可导致臀先露。

【分类】

根据胎儿双下肢所取的姿势分为3类：单臀先露、完全臀先露及不完全臀先露。

(一) 单臀先露

胎儿双髋关节屈曲、双膝关节伸直，先露为胎儿臀部时，称单臀先露，又称腿直臀先露。最多见。

(二) 完全臀先露

胎儿双髋关节及膝关节均屈曲，先露为胎儿臀部及双足时，称为完全臀先露，又称混合臀先露。较多见。

(三) 不完全臀先露

指胎儿以一足或双足、一膝或双膝或一足一膝为先露。膝先露是暂时的，产程开始后常转为足先露。较少见。

【诊断】

(一) 临床表现

妊娠晚期胎动时孕妇常有季肋部受顶胀痛感，临产后因胎足及胎臀不能充分扩张宫颈及刺激宫旁、盆底神经丛，容易导致宫缩乏力及产程延长。足先露时容易发生胎膜早破及脐带脱垂。

(二) 腹部检查

宫底部可触及圆而硬、按压时有浮球感的胎头。在腹部一侧可触及宽而平坦的胎背，腹部对侧可触及小肢体。若未衔接，在耻骨联合上方可触及不规则、宽而软的胎臀；若胎儿粗隆间径已入盆则胎臀相对固定不动。听诊胎心在脐左（或右）上方胎背侧响亮。

(三) 阴道检查

宫颈扩张 2 cm 以上且胎膜已破时，可触及胎臀的结构，如肛门、坐骨结节及骶骨等。应与面先露鉴别（详见面先露），准确触诊骶骨对确诊胎方位很重要。在完全臀先露时可触及胎足，通过脚趾的方位可帮助判断是左足还是右足；需与胎手鉴别。进一步下降可触及外生殖器，当不完全臀先露触及胎儿下肢时应注意有无脐带同时脱出。

(四) 超声检查

可确诊臀先露的种类，如单臀先露时可探及双膝关节呈伸直状态。臀先露时胎儿畸形率高于头先露，应探查胎儿有无异常以及胎盘、子宫等有无异常。

【分娩机制】

以骶右前位为例，分述如下。

(一) 胎臀娩出

临产后，胎臀以粗隆间径衔接于骨盆入口右斜径上。前臀下降较快，当其遇到盆底阻力时向母体的右侧前方旋转45°，使前臀转向耻骨联合后方，此时，粗隆间径与母体骨盆出口前后径一致。胎臀继续下降，胎体适应产道侧屈，后臀先自会阴前缘娩出，胎体稍伸直，使前臀在耻骨弓下娩出。胎腿及胎足随胎臀自然娩出或在医生协助下娩出。

(二) 胎肩娩出

胎臀娩出后，轻度向左外旋转。随着胎背转向前方，胎儿双肩径衔接在骨盆入口右斜径上，胎肩快速下降的同时前肩向右旋转45°，使双肩径与骨盆出口前后径相一致，前肩转至耻骨弓下，胎体顺产道侧屈，使后肩及后上肢先自会阴前缘娩出，再侧伸使前肩及前上肢从耻骨弓下娩出。

(三) 胎头娩出

当胎肩通过会阴时，胎头矢状缝衔接于骨盆入口的左斜径或横径上。当胎头枕骨达骨盆底时向左前方行内旋转，使枕骨朝向耻骨联合。当枕骨下凹抵达耻骨弓下时，以此处为支点，胎头继续俯屈使颏、面及额部相继自会阴前缘娩出，随后枕骨自耻骨弓下娩出。

【对产程及母儿影响】

(一) 对产程影响

因胎臀周径小于胎头，影响宫颈扩张进程，容易发生活跃期延长及停滞。

（二）对母体影响

臀先露因胎臀形状不规则，对前羊膜囊压力不均匀，易胎膜早破，增加产褥感染机会。臀先露部扩张宫颈及刺激宫旁神经丛的张力不如头先露，易致继发性宫缩乏力及产后出血。宫口未开全时，强行牵拉容易导致软产道损伤。

（三）对胎儿影响及新生儿影响

臀先露容易发生胎膜早破，早产儿、低体重儿及低 Apgar 评分儿增多，脐带脱垂围生儿死亡率是头先露的 10 倍。胎头需变形方可通过骨盆，当脐带受压于胎头与宫颈、盆壁间，导致胎儿低氧血症及酸中毒的发生，严重者延续为新生儿窒息。胎体娩出时宫口未必开全，而此时强行娩出胎头易直接损伤胎头及头颈部神经肌肉，导致颅内出血、臂丛神经麻痹、胸锁乳突肌血肿及死产。

【处理】

（一）妊娠期

妊娠 30 周前，臀先露多能自行转为头先露，不需处理。若妊娠 30 周后仍为臀先露应予矫正。矫正方法有：

1. 胸膝卧位

孕妇排空膀胱，松解裤带，胸膝卧位，每日 2~3 次，每次 15 分钟，连做一周后复查。该体位可使胎臀退出盆腔，以利胎儿借助重心改变自然完成头先露的转位。亦可取胎背对侧侧卧，通过促进胎儿俯屈转位。

2. 激光照射或艾灸

至阴穴（足小趾外侧趾甲角旁 0.1 寸），每日 1 次，每次 15~30 分钟，5~7 次为一疗程。

3. 外转胎位术

上述方法无效、腹壁松弛的孕妇，宜在妊娠 32~34 周后进行。外转胎位术有诱发胎膜早破、胎盘早剥及早产等危险，应慎用。主要禁忌证包括：胎儿异常（包括发育异常及胎心异常等）、瘢痕子宫、胎膜已破、产程活跃期、前置胎盘及前壁附着胎盘以及羊水过少或过多等。施术必须在有条件行紧急剖宫产术的条件下进行。行外转胎位术前半小时口服利托君 10 mg，施术时最好在超声及胎心电子监测下进行。孕妇平卧，露出腹壁，查清胎位，听胎心率，操作步骤包括松动胎先露部和转胎两步骤。

（二）分娩期

临产初期应根据产妇年龄、胎产次、骨盆类型、胎儿大小、胎儿是否存活及发育是否正常、臀先露类型以及有无并发症等，对分娩方式作出正确判断与选择。

1. 剖宫产

狭窄骨盆、软产道异常、预测胎儿体重>3500 g 或胎头双顶径>9.5 cm、胎头仰伸位、足先露、高龄初产、既往有难产史及新生儿产伤史、胎膜早破、胎儿窘迫等，均应行剖宫产。

2. 经阴道分娩

应当注意骨盆正常，孕龄≥36 周，单臀先露，胎儿体重<3500 g，无胎头仰伸，一旦决定经阴道分娩者应做如下处理。

（1）第一产程：防止胎膜过早破裂，产妇取侧卧位，禁止灌肠、少做肛门检查及阴道检查，不用缩宫素引产。一旦破膜，立即听胎心，检查有无脐带脱垂。如发现有脐带脱垂，宫口未开全，胎心好，应立即行剖宫产术；如无脐带脱垂，严密观察胎心及产程进展。当宫缩时在阴道外口见胎足，此时宫颈口往往仅扩张4~5 cm。为使宫颈扩张充分，应消毒外阴后用无菌巾以手掌在宫缩时堵住阴道口；使胎儿屈膝屈髋促其臀部下降，起到充分扩张宫颈和阴道的作用，有利于胎儿娩出。在"堵"的过程中，应每隔10~15分钟听胎心一次，并注意宫颈口是否开全，做好接产准备。

（2）第二产程：接产前应导尿，初产妇应行会阴后-侧切开术。有3种分娩方式。①自然分娩。胎儿不牵拉自然娩出，极少见，仅见于经产妇、胎儿小、宫缩强、骨产道宽大者。②臀助产术。胎臀自然娩出至脐部后，由接产者协助胎肩及胎头娩出，即术者右手握持上提胎儿双足，使胎体向上侧屈，后肩显露于会阴前缘，术者左手食指、中指伸入阴道，顺胎儿后肩及上臂滑行屈其肘关节，使上举胎手按洗脸样动作顺胸前滑出阴道。同时后肩娩出，再向下侧伸胎体使前肩自然由耻骨弓下娩出，此为滑脱法助娩胎肩。也可用双手握持胎臀，逆时针方向旋转胎体的同时稍向下牵拉，先将前肩娩出于耻骨弓下，再顺时针方向旋转娩出后肩，此为旋转胎体法助娩胎肩。胎肩及上肢全部娩出后，将胎背转向前方，胎体骑跨在术者左前臂上，同时术者左手中指伸入胎儿口中，食指及无名指扶于两侧上颌骨，术者右手中指压低胎头枕骨助其俯屈，食指和无名指置于胎儿两侧锁骨上（避开锁骨上窝），先向下方牵拉至胎儿枕骨结节抵于耻骨弓下时，再将胎体上举，以枕部为支点，使胎儿下颌、口、鼻、眼及额相继娩出。上述方式助娩胎头困难时，可用后出胎头产钳术助产分娩。产钳助娩可避免用手强力牵拉所致的胎儿颈椎脱臼、锁骨骨折及胸锁乳突肌血肿等损伤，但需将产钳头弯扣在枕额径上，并使胎头充分俯屈后娩出。③臀牵引术：胎儿全部由接产者牵拉娩出，一般情况下因胎儿损伤大应禁用。

臀位分娩时应注意：脐部娩出后一般应于8分钟内结束分娩，以免因脐带受压而致死产；胎头娩出时不应猛力牵拉，以防胎儿颈部过度牵拉造成臂丛神经麻痹及颅骨剧烈变形引起大脑镰及小脑幕等硬脑膜撕裂而致颅内出血。

(3) 第三产程：应积极抢救新生儿窒息及预防产后出血。行手术操作及有软产道损伤时，应及时检查并缝合，给予抗生素预防感染。

七、肩先露

胎先露部为肩，称为肩先露。此时胎体纵轴与母体纵轴相垂直，胎体横卧于骨盆入口之上。占妊娠足月分娩总数的 0.25%。以肩胛骨为指示点，有肩左前、肩左后、肩右前、肩右后 4 种胎方位。

【原因】

与臀先露相类似，但不完全相同。主要见于：①多产妇腹壁过度松弛，如悬垂腹时子宫前倾使胎体纵轴偏离骨产道，斜向一侧或呈横产式；②未足月胎儿，尚未转至头先露时；③胎盘前置，阻碍胎体纵轴衔接；④子宫畸形或肿瘤，阻碍胎头衔接；⑤羊水过多；⑥骨盆狭窄。

【诊断】

(一) 腹部检查

子宫呈横椭圆形，子宫底高度低于妊娠周数，宫底部触不到胎头或胎臀，耻骨联合上方空虚；宫体横径增宽，一侧触到胎头，另侧触到胎臀。肩前位时，胎背朝向母体腹壁，触之平坦；肩后位时，胎儿肢体朝向母体腹壁，触及不规则的小肢体。在脐周两侧胎心听诊最清晰。

(二) 阴道 (肛门) 检查

宫口扩张、胎膜已破的情况下行阴道检查方能确诊。阴道检查可触及胎儿肩胛骨、肋骨及腋窝等，腋窝尖端指向胎儿头端，据此可决定胎头在母体左或右侧。肩胛骨朝向后方为肩后位，朝向前方为肩前位。若胎手已脱出于阴道口外，可用握手法鉴别是胎儿左手或右手，并帮助判断胎方位。可运用前反后同原则：如肩左前位时脱出的是右手，只能与检查者的右手相握；肩左后位时脱出的是左手，检查者只能用左手与之相握；肩右前位、肩右后位类推。

（三）超声检查

通过胎头、脊柱、胎心等检测，能准确诊断肩先露，并能确定具体胎方位。

【对产程及母儿的影响】

（一）对产程的影响

肩先露时胎体嵌顿于骨盆上方，使宫颈不能开全，产程常停滞于活跃期早期。若双胎妊娠第一儿娩出后，第二儿发生肩先露时（如未及时处理），可致第二产程延长及胎先露部下降停滞。

（二）对母体的影响

肩先露很难有效扩张子宫下段及宫颈内口，易致宫缩乏力；对前羊膜囊压力不均又易导致胎膜早破，破膜后宫腔容积缩小，胎体易被宫壁包裹、折叠；随着产程进展胎肩被挤入骨盆入口，胎儿颈部进一步侧屈使胎头折向胎体腹侧，嵌顿在一侧髂窝，胎臀则嵌顿在对侧髂窝或折叠在宫腔上部，胎肩先露侧上肢脱垂入阴道，形成嵌顿性（忽略性）肩先露，直接阻碍产程进展，导致产程停滞。此时若宫缩过强，可形成病理缩复环，有子宫破裂的危险。嵌顿性肩先露时，妊娠足月无论活胎或死胎均无法经阴道自然娩出，产妇手术产及术中术后出血、感染等机会增加。

（三）对胎儿的影响

胎先露部不能有效衔接，若胎膜早破可致脐带及上肢脱垂，直接增加胎儿窘迫甚至死产机会。妊娠足月活胎均需手术助产，若处理不及时，形成嵌顿性肩先露时，增加手术助产难度，使分娩损伤机会增加。肩先露也是对胎儿最不利的胎位。

【处理】

（一）妊娠期

定期产前检查，发现肩先露应纠正，纠正方法同臀先露。若纠正未遂，应提前住院待产。

（二）分娩期

应根据胎产次、胎儿大小、胎儿是否存活、宫颈扩张程度、胎膜是否破裂以及有无并发症等，综合判断决定分娩方式。

1. 初产妇足月活胎

临产时应行剖宫产术，有产科指征者，应行择期剖宫产术。

2. 经产妇足月活胎

一般情况下首选剖宫产分娩；若胎膜已破，羊水未流尽，宫口开大 5 cm 以上，胎儿不大，亦可在全身麻醉下行内转胎位术，以臀先露分娩。

3. 双胎妊娠足月活胎

阴道分娩时，第一胎儿娩出后未及时固定第二胎儿胎位，由于宫腔容积骤减使第二胎儿变成肩先露时，应立即行内转胎位术，使第二胎儿转成臀先露娩出。

4. 出现先兆子宫破裂或子宫破裂征象

不论胎儿死活，为抢救产妇生命，均应行剖宫产术；子宫已破裂的，若破口小、无感染者可保留子宫行破口修补术，否则应切除子宫。

5. 胎儿已死、无先兆子宫破裂

可在全麻下行断头术或除脏术。术后常规检查宫颈等软产道有无裂伤,损伤应及时给予修补,并预防产后出血及产褥感染。

八、复合先露

胎头或胎臀伴有上肢或下肢作为先露部同时进入骨盆入口,称为复合先露。以胎头与一手或一前臂的复合先露多见,常发生于早产者。发生率为0.08%~0.1%。

【原因】

胎先露部与骨盆入口未能完全嵌合留有空间时,均可使小肢体滑入骨盆而形成复合先露。常见原因有胎头高浮、骨盆狭窄、胎位异常、早产、羊水过多及双胎妊娠等。

【诊断】

常因产程进展缓慢行阴道检查时发现。以头手复合先露最常见,应注意与臀先露及肩先露相鉴别。

【处理】

发现复合先露时,首先应排除头盆不称。确认无头盆不称,让产妇向脱出肢体的对侧侧卧,肢体常可自然回缩。若复合先露均已入盆,也可待宫口近开全或开全后,上推还纳脱出肢体,然后经腹部加压宫底助胎头下降经阴道分娩;若还纳失败,阻碍胎头下降时,宜行剖宫产分娩。若胎臀并手复合先露,一般不影响分娩,无需特殊处理。若头盆不称或伴有胎儿窘迫征象,应尽早行剖宫产。

第五章 分娩期并发症

在分娩过程中可出现一些严重威胁母婴生命安全的并发症，如子宫破裂、羊水栓塞、产后出血等，是导致孕产妇死亡的主要原因。

第一节 子宫破裂

子宫破裂是指在妊娠晚期或分娩过程中子宫体部或子宫下段发生的破裂，是直接威胁产妇及胎儿生命的产科严重并发症。

【病因】

(一) 子宫手术史（瘢痕子宫）

较常见的原因。如剖宫产史、穿过或达到子宫内膜的肌瘤挖出术、输卵管间质部及宫角切除术、子宫成形术。妊娠晚期或者临产后，由于子宫腔内压力增大，可使肌纤维拉长，发生断裂，造成子宫破裂。尤其术后瘢痕愈合不良者，更易发生。

(二) 胎先露下降受阻

骨盆狭窄，头盆不称，软产道阻塞（如阴道横隔、宫颈瘢痕等），胎位异常，胎儿异常（如脑积水、连体儿），均可发生胎先露部下降受阻，为克服阻力引起强烈宫缩，可导致子宫破裂。

(三) 缩宫素使用不当

缩宫素使用指征及剂量掌握不当，或者子宫对缩宫素过于敏感，均可造成子宫收缩过强，加之子宫瘢痕或者胎先露部下降受阻，可发生子宫破裂。

(四) 产科手术损伤

若宫口未开全行产钳术、胎头吸引术、臀牵引术或臀助产术，极可能造成宫颈撕裂，严重时甚至发生子宫下段破裂。内转胎位术操作不慎或植入胎盘强行剥离也可造成子宫破裂。有时行毁胎术或者穿颅术，器械损伤子宫也可造成子宫破裂。

【分类】

根据发生原因分为自发性破裂和损伤性破裂；根据发生部位分为子宫体部破裂和子宫下段破裂；根据破裂程度分为完全性破裂和不完全性破裂。

【临床表现】

子宫破裂多发生在分娩期，也可发生在妊娠中晚期。通常子宫破裂是一个渐进的过程，多数可分为先兆子宫破裂和子宫破裂两个阶段。典型的临床表现为病理性缩复环、子宫压痛及血尿，腹腔游离液体。

(一) 先兆子宫破裂

临产后，当胎先露部下降受阻时，强有力的子宫收缩使子宫下段逐渐变薄，而子宫上段更加增厚变短，在子宫体部和子宫下段之间形成明显的环状凹陷，称为病理缩复环。随着产程进展，此凹陷可逐渐上升达脐平甚或脐上。这一特点，有别于子宫痉挛性狭窄环。先兆子宫破裂时子宫下段膨隆、压痛明显，可见病理缩复环。产妇表现为烦躁不安，呼吸、心率加快，下腹剧痛难忍；膀胱受压充血,出现排尿困难、血尿。若不尽快处理,子宫将在病理缩复环处或其下方发生破裂。由于宫缩过频、过强,胎儿供血受阻,胎心率改变或听不清。

(二)子宫破裂

1. 完全性子宫破裂

子宫肌壁全层破裂,宫腔与腹腔相通称完全性子宫破裂。子宫破裂常发生于瞬间,产妇突感腹部撕裂样剧烈疼痛,子宫收缩骤然停止,腹痛可暂时缓解。随着血液、羊水进入腹腔,腹痛又呈持续性加重。同时产妇可出现呼吸急迫、面色苍白、脉搏细数、血压下降等休克征象。体检:全腹有压痛和反跳痛,可在腹壁下清楚地扪及胎体,在胎儿侧方可扪及缩小的宫体,胎动和胎心消失。阴道检查:可能有鲜血流出,原来扩张的宫口较前缩小,胎先露部较前有所上升。若破口位置较低,可自阴道扪及子宫前壁裂口。子宫体部瘢痕破裂,多为完全破裂,其先兆子宫破裂征象不明显。由于瘢痕裂口逐渐扩大,疼痛等症状逐渐加重,但产妇不一定出现典型的撕裂样剧痛。

2. 不完全性子宫破裂

子宫肌层部分或全部断裂,浆膜层尚未穿破,宫腔与腹腔未相通,胎儿及其附属物仍在宫腔内,称为不完全性子宫破裂。多见于子宫下段剖宫产切口瘢痕裂开,这种瘢痕裂开多为不完全性。不完全破裂时腹痛等症状和体征不明显,仅在不全破裂处有明显压痛。不完全破裂累及子宫动脉,可导致急性大出血。破裂发生在子宫侧壁阔韧带两叶间,可形成阔韧带内血肿,此时在宫体一侧扪及逐渐增大且有压痛的肿块,胎心率多不规则。

【诊断和鉴别诊断】

(一)诊断

典型的子宫破裂根据病史,伴有下腹疼痛和压痛,胎儿窘迫,母体低血容量较易诊断。子宫不完全破裂，由于症状、体征不明显，诊断有一定困难。此时行阴道检查发现宫口可较前缩小，已下降的胎先露部又上升，有时甚至可触及子宫下段的破裂口。超声检查可显示胎儿与子宫的关系，确定子宫破裂的部位。

(二) 鉴别诊断

1. 重型胎盘早剥

多伴有妊娠期高血压疾病或外伤史，剧烈腹痛，阴道流血量与贫血程度不成正比，子宫有压痛，超声检查可见胎盘后血肿，胎儿在宫腔内。

2. 宫腔内感染

多见于胎膜早破、产程长、多次阴道检查，可出现腹痛和子宫压痛等症状及体征，易与子宫破裂相混淆。腹部检查：胎儿在宫腔内。宫腔内感染多出现体温升高、血液检查、白细胞及中性粒细胞数、C反应蛋白升高等。

【预后】

随着子宫破裂，胎儿排出至宫腔外，存活率很小，据报道病死率为50%~70%。如果胎儿在破裂时仍存活，即刻行开腹手术。孕妇易出现低血容量性休克，如未及时治疗，大多数死于出血和继发感染。随着医疗水平的提高，子宫破裂的预后已明显改善。

【处理】

(一) 先兆子宫破裂

立即采取措施抑制子宫收缩：可给予吸入或静脉全身麻醉，肌内注射哌替啶100 mg等缓解宫缩；给产妇吸氧，立即备血，尽快行剖宫产术，防止子宫破裂。

(二) 子宫破裂

一旦确诊，无论胎儿是否存活，均应积极抢救休克，尽快手术治疗。根据产妇状态、子宫破裂的程度、破裂时间及感染的程度决定手术方式。若破裂边缘整齐，无明显感染征象，可作破裂口修补术。若破裂口大且边缘不整齐或感染明显者，多行子宫次全切除术。若破裂口累及宫颈，应作子宫全切除术。术中应仔细检查宫颈、阴道，在直视下钳夹出血的血管，避免盲目钳夹而损伤邻近的脏器（如输尿管、膀胱），若有损伤应作相应修补手术。也可行双侧髂内动脉结扎法或动脉造影栓塞法来控制出血。手术前后应给予大量广谱抗生素预防感染。

尽可能就地抢救子宫破裂伴休克。若需转院时，应在大量输血、输液、抗休克条件下及腹部包扎后再行转运。

【预防】

子宫破裂是极严重的分娩期并发症。随着孕产期系统保健的三级管理体系的完善，围生期保健预防工作的深入，子宫破裂的发病率已明显降低，表明子宫破裂是可避免和预防的。①建立完善的孕产妇系统保健手册，加强围生期保健。②有子宫破裂高危因素者，应在预产期前1~2周入院待产。③提高产科医师及助产士观察产程的能力，及时发现产程异常，尤其出现病理缩复环及血尿等先兆子宫破裂征象时，应及时行剖宫产术。④严格掌握剖宫产及各种阴道手术指征及严格按操作常规进行手术。阴道手术后必须仔细探查宫颈和宫腔，及时发现手术损伤。⑤严格掌握缩宫剂的应用指征，对于有剖宫产史和多产史的妇女，不用缩宫素引产和加速产程，不用前列腺素制剂引产。应用缩宫素引产，需将缩宫素稀释后小剂量静脉缓慢滴注，根据宫缩、产程进展和胎儿情况逐步调整滴速，以免子宫收缩过强，导致子宫破裂。

第二节 羊水栓塞

羊水栓塞是指在分娩过程中羊水及其内容物进入母体血液循环后引起的过敏样综合征、肺动脉高压、弥散性血管内凝血（DIC）、炎症损伤、休克和肾衰竭等一系列病理生理变化过程。以起病急骤、病情凶险、难以预料、病死率高为临床特点，是极其严重的分娩期并发症。发病率为 1.9/10 万～7.7/10 万，死亡率高达 60%～80%。

【病因】

病因不明，可能与下列因素有关。

（一）羊膜腔内压力过高

临产后，特别是第二产程子宫收缩时羊膜腔内压力升高可达 100～175 mmHg，或者羊膜腔内压力明显超过静脉压，羊水有可能被挤入破损的微血管而进入母体血液循环。

（二）血窦开放

分娩过程中各种原因引起的宫颈或宫体损伤均可使羊水通过损伤的血管进入母体血液循环。前置胎盘、胎盘早剥、胎盘边缘血窦破裂时羊水也可通过破损血管或胎盘后血窦进入母体血液循环。剖宫产或钳刮术时，羊水也可从胎盘附着处血窦进入母体血液循环，发生羊水栓塞。

（三）胎膜破裂

大部分羊水栓塞发生在胎膜破裂以后，羊水可从子宫蜕膜或宫颈管破损的小血管进入母体血液循环中。剖宫产或羊膜腔穿刺时，羊水可从手术切口或穿刺处进入母体血液循环。

综上所述，高龄初产、经产妇、子宫收缩过强、急产、胎膜早破、前置胎盘、子宫破裂、剖宫产和钳刮术等均是羊水栓塞的诱发因素。

【病理生理】

（一）过敏样综合征

羊水中的抗原成分可引起Ⅰ型变态反应。在此反应中肥大细胞脱颗粒、异常的花生四烯酸代谢产物产生，包括白三烯、前列腺素、血栓素等进入母体血液循环，出现过敏样反应，同时使支气管黏膜分泌亢进，导致肺的交换功能降低，反射性地引起肺血管痉挛。

（二）肺动脉高压

羊水中的有形物质形成小栓子，经母体肺动脉进入肺循环，直接造成肺小血管机械性阻塞，引起肺动脉高压。这些有形物质又刺激肺组织产生和释放$PGF2\alpha$、5-羟色胺、白三烯等血管活性物质，使肺血管反射性痉挛，加重肺动脉高压。同时血小板凝集、破坏后游离血清素被释放，又可引起肺动脉痉挛。肺动脉高压直接使右心负荷加重，导致急性右心扩张，并出现充血性右心衰竭。肺动脉高压又使左心房回心血量减少，则左心排出量明显减少，引起周围血液循环衰竭，使血压下降产生一系列休克症状，产妇可因重要脏器缺血而突然死亡。

（三）弥散性血管内凝血

羊水栓塞另外一个显著的临床特点是凝血功能障碍，甚至有些病人没有心肺等其他系统的症状，唯一表现就是凝血功能障碍，也常常是羊水栓塞最终死亡的主要原因。羊水中含多量促凝物质，类似于组织凝血活酶，进入母血后易在血管内产生大量的微血栓，消耗大量凝血因子及纤维蛋白原而发生DIC。DIC时，由于大量凝血物质消耗和纤溶系统激活，产妇血液系统由高凝状态迅速转为纤溶亢进，血液不凝，极易发生严重产后出血及失血性休克。

（四）炎症损伤

羊水栓塞和肺动脉阻塞的血流动力学改变明显不同，并且更加复杂。可能涉及炎性介质系统的突然激活，引起类似于系统炎症反应综合征，从而导致多器官损伤。

【临床表现】

羊水栓塞发病特点是起病急骤、来势凶险，多发生在分娩过程中，尤其是胎儿娩出前后的短时间内，但也有极少数病例发生于羊膜腔穿刺术中、外伤时或羊膜腔灌注等情况下。在极短时间内病人可因心肺功能衰竭、休克而死亡。

（一）典型羊水栓塞的临床表现

骤然的低氧血症、低血压（血压与失血量不符合）和凝血功能障碍（也称羊水栓塞三联症）为特征的急性综合征。一般经过以下3个阶段：

1. 心肺功能衰竭和休克

在分娩过程中，尤其是刚破膜不久，产妇突感寒战，出现呛咳、气急、烦躁不安、恶心、呕吐等前驱症状，继而出现呼吸困难、发绀、抽搐、昏迷；脉搏细数、血压急剧下降；心率加快、肺底部湿啰音。病情严重者，产妇仅惊叫一声或打一个哈欠或抽搐一下后呼吸心脏停搏，于数分钟内死亡。

2. 出血

病人度过心肺功能衰竭和休克后，进入凝血功能障碍阶段，表现以子宫出血为主的全身出血倾向，如切口渗血、全身皮肤黏膜出血、针眼渗血、血尿、消化道大出血等。

3. 急性肾衰竭

本病全身脏器均受损害，除心脏外，肾脏是最常受损器官。因全身循环衰竭，肾脏血流量减少，出现肾脏微血管栓塞、肾脏缺血缺氧导致肾脏器质性损害，表现为少尿（或无尿）和尿毒症表现。

羊水栓塞临床表现的3个阶段通常按顺序出现，有时也可不完全出现。各症状发生率分别为：低血压（60%）、肺水肿（45%）、心肺衰竭（65%）、发绀（90%）、凝血功能障碍（50%）、呼吸困难（75%）、胎儿窘迫（90%）。

（二）不典型羊水栓塞

有些病情发展缓慢，症状隐匿。缺乏急性呼吸循环系统症状或症状较轻；有些病人羊水破裂时突然一阵呛咳，之后缓解，未在意；也有些仅表现为分娩或剖宫产时的一次寒战，几小时后才出现大量阴道出血，无血凝块，伤口渗血、酱油色血尿等，并出现休克症状。

【诊断】

（一）临床表现及病史

在诱发子宫收缩、子宫颈扩张或分娩、剖宫产过程中或产后短时间内，出现下列不能用其他原因解释的情况：①血压骤降或心脏骤停；②急性缺氧如呼吸困难、发绀或呼吸停止；③凝血机制障碍，或无法解释的严重出血。若有这些情况应首先诊断为羊水栓塞，并立即按羊水栓塞抢救。

（二）辅助检查

（1）血涂片查找羊水有形物质：采集下腔静脉血，镜检见到羊水有形成分即支持诊断。

（2）床旁胸部X线平片：双肺弥散性点片状浸润影，沿肺门周围分布，伴右心扩大。

（3）床旁心电图或心脏彩色多普勒超声检查：提示右心房、右心室扩大，而左心室缩小，ST 段下降。

（4）与 DIC 有关的实验室检查显示凝血功能障碍。

（5）若尸检，可见肺水肿、肺泡出血，主要脏器如肺、胃、心、脑等血管及组织中或心内血液离心后镜检找到羊水有形物质。

羊水栓塞的诊断需要注意以下 3 点：①应基于诱发因素、临床症状和体征来诊断羊水栓塞；②尽管血涂片或器官找到羊水有形物质曾被作为羊水栓塞的诊断标准，但是由于缺乏特异性，即使血液或器官组织找到羊水有形物质，如果临床表现不支持，也不能诊断羊水栓塞；③血液或器官组织没有找到羊水有形物质，但是临床表现支持，也应诊断为羊水栓塞。

【处理】

一旦怀疑羊水栓塞，立刻抢救。主要原则为：抗过敏、纠正呼吸循环功能衰竭和改善低氧血症、抗休克、防止 DIC 和肾衰竭发生。

（一）抗过敏，解除肺动脉高压，改善低氧血症

1. 供氧

保持呼吸道通畅，面罩给氧或气管插管正压给氧，必要时气管切开；保证供氧以改善肺泡毛细血管缺氧状况，预防及减轻肺水肿；缓解心、脑、肾等重要脏器的缺氧状况。

2. 抗过敏

分娩前后突然出现羊水栓塞的前驱症状，在改善缺氧的同时应立即给予大剂量肾上腺糖皮质激素抗过敏、解痉，稳定溶酶体，保护细胞。氢化可的松

100~200 mg 加于 5%~10% 葡萄糖液 50~100 mL 快速静脉滴注，再用 300~800 mg 加于 5% 葡萄糖液 250~500 mL 静脉滴注，日量可达 500~1000 mg。

3. 解除肺动脉高压

①前列地尔（1 μg/mL）静脉泵入，10 mL/小时。②盐酸罂粟碱 30~90 mg 加于 10%~25% 葡萄糖液 20 mL 缓慢静脉推注，日量不超过 300 mg。③阿托品 1 mg 加于 10%~25% 葡萄糖液 10 mL，每 15~30 分钟静脉推注 1 次，直至面色潮红、症状缓解为止。阿托品能阻断迷走神经反射所致的肺血管和支气管痉挛。④氨茶碱 250 mg 加于 25% 葡萄糖液 20 mL 缓慢推注。可松弛支气管平滑肌，解除肺血管痉挛。

(二) 抗休克

羊水栓塞引起的休克比较复杂，与过敏、肺源性、心源性及 DIC 等多种因素有关，应综合考虑。

1. 补充血容量

不管任何原因引起的休克都存在有效血容量不足问题，尽快补充新鲜血和血浆。抢救过程中应测定中心静脉压（CVP），了解心脏负荷状况、指导输液量及速度，并可抽取血液检查羊水有形成分。

2. 升压药物

休克症状急剧而严重，或血容量已补足而血压仍不稳定者。多巴胺 20~40 mg 加于 10% 葡萄糖液 250 mL 静脉滴注；间羟胺 20~80 mg 加于 5% 葡萄糖液静脉滴注，根据血压调整速度。

3. 纠正酸中毒

应及时行动脉血气分析血清电解质测定。如有酸中毒时，用 5% 碳酸氢钠液 250 mL 静脉滴注，并及时纠正电解质紊乱。

4. 纠正心衰

常用毛花苷丙 0.2~0.4 mg 加于 10% 葡萄糖液 20 mL 静脉缓注；或毒毛花苷 K 0.125~0.25 mg 同法静脉缓注，必要时 4~6 小时重复用药。

（三）防治 DIC

1. 肝素钠

用于治疗羊水栓塞早期的高凝状态，尤其在发病后 10 分钟内使用效果更佳。在应用肝素时以试管法测定凝血时间控制在 15 分钟左右。肝素过量有出血倾向时，可用鱼精蛋白对抗，1 mg 鱼精蛋白对抗肝素 100 U。

2. 补充凝血因子

应及时输新鲜血、血浆、冷沉淀、纤维蛋白原等。

3. 抗纤溶药物

纤溶亢进时，用氨甲环酸（0.5~1.0 g）或氨甲苯酸（0.1~0.3 g）加于 0.9% 氯化钠注射液或 5% 葡萄糖液 100 mL 静脉滴注，抑制纤溶激活酶，使纤溶酶原不被激活，从而抑制纤维蛋白的溶解，补充纤维蛋白原 2~4 g/次，使血纤维蛋白原浓度达 1.5 g/L。

（四）预防肾衰竭

羊水栓塞发生的第三阶段为肾衰竭阶段，注意尿量。当血容量补足后，若仍少尿，应选用呋塞米 20~40 mg 静脉注射，或 20% 甘露醇 250 mL 快速静脉滴注（10 mL/min），扩张肾小球动脉（有心衰时慎用）预防肾衰，无效者提示急性肾衰竭，应尽早采取血液透析等急救处理。

（五）预防感染

应选用肾毒性小的广谱抗生素预防感染。

(六) 产科处理

若发生于胎儿娩出前，应积极改善呼吸循环功能，防止 DIC，抢救休克，病情稳定后迅速结束分娩。在第一产程发病者剖宫产终止妊娠；第二产程发病者可考虑阴道助产，并密切观察子宫出血情况。若发生产后出血，应及时行子宫切除术，以去除病因并减少胎盘剥离面开放的血窦出血，赢得抢救时机。

【预防】

人工破膜时不兼行剥膜，以减少子宫颈管的小血管破损；不在宫缩时行人工破膜；掌握剖宫产指征，术中刺破羊膜前保护好子宫切口上的开放性血管；掌握缩宫素应用指征；对死胎、胎盘早期剥离等情况，严密观察出凝血等情况；避免产伤、子宫破裂、子宫颈裂伤等。

第三节　产后出血

产后出血指阴道分娩胎儿娩出后 24 小时内失血量超过 500 mL，剖宫产时超过 1000 mL，是分娩期严重并发症，居我国产妇死亡原因首位。国内外文献报道发病率为 5%~10%，由于临床上估计的产后出血量比实际出血量低 30%~50%，因此产后出血的实际发病率更高。

【病因】

产后出血的原因依次为子宫收缩乏力、胎盘因素、软产道裂伤及凝血功能障碍。

(一) 子宫收缩乏力

子宫收缩乏力是引起产后出血最常见的原因，常见因素有：

1. 全身因素

产妇精神过度紧张、恐惧分娩、过度疲劳、体质虚弱、合并急慢性疾病史、高龄产妇、肥胖及尿潴留等。

2. 子宫因素

子宫肌纤维过度伸展（羊水过多、巨大胎儿及多胎妊娠等）、子宫壁损伤（子宫瘢痕、多次妊娠分娩或流产等）、子宫发育不良、子宫畸形、子宫肌瘤等。

3. 产科因素

产程延长、产妇体力消耗过多或产程过快，可引起子宫收缩乏力。前置胎盘附着在子宫下段，子宫下段收缩力较弱，血窦不易关闭。胎盘早剥、妊娠期高血压疾病、严重贫血、宫腔感染等产科并发症及合并症可使子宫肌层水肿或渗血引起子宫收缩乏力。

4. 药物因素

临产后过度应用麻醉剂、镇静剂、子宫收缩抑制剂（如硫酸镁、沙丁胺醇）以及缩宫素使用不当等，均可造成产后子宫收缩乏力。

（二）胎盘因素

1. 胎盘滞留

胎盘多在胎儿娩出后 15 分钟内娩出，若 30 分钟后胎盘仍不排出，将导致出血。常见原因有：①膀胱充盈。使已剥离胎盘滞留宫腔。②胎盘嵌顿。子宫收缩药物应用不当，宫颈内口附近子宫肌出现环形收缩，使已剥离的胎盘嵌顿于宫腔。③胎盘剥离不全。第三产程过早牵拉脐带或按压子宫，影响胎盘正常剥离，胎盘已剥离部位血窦开放而出血。

2. 胎盘植入

胎盘植入是指胎盘绒毛在其附着部位与子宫肌层紧密连接。胎盘植入主要引起产时出血、产后出血、子宫破裂和感染等并发症，穿透性胎盘植入也可导致膀胱或直肠损伤。

3. 胎盘部分残留

指部分胎盘小叶、副胎盘或部分胎膜残留于宫腔，影响子宫收缩而出血。

(三) 软产道裂伤

分娩过程中可能出现软产道裂伤，包括会阴、阴道和宫颈，严重者裂伤可达阴道穹隆、子宫下段，甚至盆壁，导致腹膜后血肿或阔韧带内血肿、子宫破裂。

软产道裂伤常见原因有：①巨大儿、胎先露异常、头盆不称、急产、宫缩过强；②接生时未保护好会阴或阴道助产术操作不规范；③会阴及阴道因水肿、炎症、静脉曲张等致弹性降低；④会阴切开缝合时，止血不彻底，宫颈或阴道穹隆的裂伤未能及时发现并修补。

(四) 凝血功能障碍

任何原发或继发的凝血功能异常，均能发生产后出血。见于：①妊娠期或分娩期并发症，如羊水栓塞、妊娠急性脂肪肝、重度子痫前期、子痫、胎盘早剥、死胎、严重感染以及不恰当的抗凝治疗等均可并发DIC；②产妇合并凝血功能障碍性疾病，如原发性血小板减少、再生障碍性贫血、血友病、重症肝炎等。

【临床表现】

胎儿娩出后阴道流血及出现失血性休克、严重贫血等相应症状，是产后出血的主要临床表现。

(一) 阴道流血

胎儿娩出后立即发生阴道流血，色鲜红，应考虑软产道裂伤；胎儿娩出后数分钟出现阴道流血，色暗红，应考虑胎盘因素；胎盘娩出后阴道流血较多，应考虑子宫收缩乏力或胎盘、胎膜残留；胎儿娩出后阴道持续流血，且血液不凝，应考虑凝血功能障碍；失血表现明显，伴阴道疼痛而阴道流血不多，应考虑隐匿性软产道损伤，如阴道血肿。

剖宫产时主要表现为胎儿胎盘娩出后胎盘剥离面的广泛出血，宫腔不断被血充满或切口裂伤处持续出血。

(二) 低血压症状

当出现头晕、面色苍白、出现烦躁、皮肤湿冷、脉搏细数、脉压缩小时，产妇已处于休克早期。

【诊断】

诊断产后出血的关键在于对出血量有正确的测量和估计，错误低估将会丧失抢救时机。突发大量的产后出血易得到重视和早期诊断，而缓慢、持续的少量出血和血肿容易被忽视。同时，需要注意的是估测的出血量往往低于实际失血量。

(一) 估测出血量有以下几种方法

1. 称重法

$$失血量（mL）= \frac{胎儿娩出后接血敷料湿重（g）-接血前敷料干重（g）}{1.05（血液比重 g/mL）}$$

2. 容积法

用产后接血容器收集血液后，放入量杯测量失血量。

3. 面积法

可按接血纱布血湿面积粗略估计失血量。

4. 休克指数 (shock index, SI)

用于未作失血量收集或外院转诊产妇的失血量估计，为粗略计算。休克指数

(SI) = 脉率/收缩压。当 SI = 0.5，血容量正常；SI = 1.0，失血量为 10%~30%（500~1500 mL）；SI = 1.5，失血量为 30%~50%（1500~2500 mL）；SI = 2.0，失血量为 50%~70%（2500~3500 mL）。

5. 血红蛋白测定

血红蛋白每下降 10g/L，失血 400~500 mL。但是在产后出血早期，由于血液浓缩，血红蛋白值常不能准确反映实际出血量。

(二) 出血原因的诊断

根据阴道流血发生时间、出血量与胎儿、胎盘娩出之间的关系，能初步判断引起产后出血的原因。有时产后出血原因互为因果。

1. 子宫收缩乏力

正常情况下胎盘娩出后，宫底平脐或脐下一横指，子宫收缩呈球状、质硬。子宫收缩乏力时，宫底升高，子宫质软、轮廓不清，阴道流血多。按摩子宫及应用缩宫剂后，子宫变硬，阴道流血减少或停止，可确诊为子宫收缩乏力。

2. 胎盘因素

胎儿娩出后 10 分钟内胎盘未娩出，阴道大量流血，应考虑胎盘因素，如胎盘部分剥离、嵌顿、胎盘部分粘连或植入、胎盘残留等是引起产后出血的常见原因。胎盘娩出后应常规检查胎盘及胎膜是否完整，确定有无残留。胎盘胎儿面如有断裂血管，应想到副胎盘残留的可能。徒手剥离胎盘时如发现胎盘与宫壁关系紧密，难以剥离，牵拉脐带时子宫壁与胎盘一起内陷，可能为胎盘植入，应立即停止剥离。

3. 软产道裂伤

疑有软产道裂伤时，应立即仔细检查宫颈、阴道及会阴处是否有裂伤。①宫颈裂伤：巨大儿、手术助产、臀牵引等分娩后，常规检查宫颈。裂伤常发生在宫颈3点与9点处，有时可上延至子宫下段、阴道穹隆。如宫颈裂口不超过1 cm，通常无活动性出血。②阴道裂伤：检查者用中指、食指压迫会阴切口两侧，仔细查看会阴切口顶端及两侧有无损伤及损伤程度，有无活动性出血。如有严重的会阴疼痛及突然出现张力大、有波动感、可触及不同大小的肿物、表面皮肤颜色有改变为阴道壁血肿。③会阴裂伤：按损伤程度分为4度，Ⅰ度裂伤指会阴部皮肤及阴道入口黏膜撕裂，出血不多；Ⅱ度裂伤指裂伤已达会阴体筋膜及肌层，累及阴道后壁黏膜，向阴道后壁两侧沟延伸并向上撕裂，解剖结构不易辨认，出血较多；Ⅲ度裂伤指裂伤向会阴深部扩展，肛门外括约肌已断裂，直肠黏膜尚完整；Ⅳ度裂伤指肛门、直肠和阴道完全贯通，直肠肠腔外露，组织损伤严重，出血量可不多。

4. 凝血功能障碍

主要因为失血过多引起继发性凝血功能障碍，表现为持续阴道流血，血液不凝；全身多部位出血、身体瘀斑。根据临床表现及血小板计数、纤维蛋白原、凝血酶原时间等凝血功能检测可作出诊断。

【处理】

处理原则：针对出血原因，迅速止血；补充血容量，纠正失血性休克；防止感染。

（一）一般处理

求助有经验的助产士、上级产科医师、重症医学科医师、麻醉医师等，通知血库和检验科做好准备；建立双静脉通道，积极补充血容量；进行呼吸管理，保持气道通畅，必要时给氧；监测出血量和生命体征，留置尿管，记录尿量；交叉配血；进行基础的实验室检查（血常规、凝血功能、肝肾功能等）并行动态监测。

(二) 针对产后出血原因的处理

1. 子宫收缩乏力

加强宫缩能迅速止血。导尿排空膀胱后可采用以下方法:

(1) 按压子宫:简单有效。①腹部子宫按压:可一手置于宫底部,拇指在前壁,其余4指在后壁,均匀有节律地按摩宫底。②腹部-阴道子宫按压:可采用双合诊按压子宫,一手于阴道前穹隆,顶住子宫前壁,另有一手在腹部按压子宫后壁。

剖宫产时直接用腹部子宫按压法进行按压。注意:按摩子宫一定要有效,评价有效的标准是子宫轮廓清楚、收缩有皱褶、阴道或子宫切口出血减少。按压时间以子宫恢复正常收缩并能保持收缩状态为止,有时可长达数小时,按压时配合使用宫缩剂。

(2) 应用宫缩剂:①缩宫素:20U加入0.9%氯化钠溶液或乳酸钠林格氏液500 mL中,快速静脉滴注,速度为5~10 mL/min;也可肌内注射或宫体注射缩宫素10 U。立即起效,半衰期1~6分。因缩宫素有受体饱和现象,无限制加大用量反而效果不佳,并可出现副作用,故24小时总量应控制在60U内。②卡贝缩宫素:长效缩宫素九肽类似物,100 μg缓慢静脉推注或肌内注射,2分钟起效,半衰期60分钟。③米索前列醇:前列腺素E1的类似物。200~600 μg舌下含服或直肠给药。支气管哮喘、高血压、青光眼及严重肝、肾疾病者应慎用。④卡前列甲酯:1 mg置于阴道后穹隆或直肠给药。⑤卡前列素氨丁三醇:250 μg深部肌内注射或宫体肌内注射,如无效可重复注射250 μg,总剂量不超过2 mg。使用时应注意过敏反应。

(3) 宫腔填塞:根据填塞的材料不同,分为宫腔纱条填塞和宫腔球囊填塞。①宫腔纱条填塞:剖宫产术中遇到子宫收缩乏力,经按摩子宫和应用宫缩剂加强宫缩效果不佳时;前置胎盘或胎盘粘连导致剥离面出血不止时,直视下填塞宫腔纱条可起到良好的止血效果。采用特制的长 2 m，宽 7~8 cm 的 4~6 层无菌脱脂纱布条，每根纱条之间用粗丝线缝合连接。术者左手固定子宫底部，右手用卵圆钳将纱条沿子宫腔底部自左向右，来回折叠填塞宫腔，留足填塞子宫下段的纱条后，将最尾端沿宫颈放入阴道内少许，其后填满子宫下段，然后缝合子宫切口，注意勿将纱条缝入。24~48 小时自阴道取出纱布条，取出前应先静脉滴注宫缩剂。宫腔填塞纱布条后应密切观察生命体征及宫底高度和大小，防止因填塞不紧，宫腔内继续出血而阴道不出血的止血假象，同时应注意有无感染征象，如明显的宫体压痛、发热、血象居高不下等。经阴道宫腔纱条填塞法，因操作困难，常填塞不紧反而影响子宫收缩，一般不采用。②宫腔球囊填塞：宫腔球囊填塞可用于阴道分娩或剖宫产术中。经阴道放置时，将导管的球囊部分插入子宫，确保整个球囊通过了宫颈内口。剖宫产术中放置时，经剖宫产切口将填塞球囊放入宫腔，末端放入宫颈，通过阴道牵拉末端使球囊底部压迫子宫颈内口，常规关闭子宫切口，注意不要刺破球囊。一般注入 0.9% 氯化钠溶液 250~300 mL。

(4) 子宫压迫缝合术：剖宫产术中子宫收缩乏力、胎盘因素或凝血功能障碍引起的产后出血，经按压子宫和宫缩剂治疗无效，应考虑使用子宫压迫缝合术，最为经典的是 B-Lynch 缝合术。实施前将子宫从腹壁切口托出，用两手托住并挤压子宫体，观察出血情况，判断缝合成功的概率。加压后出血明显减少或停止，成功可能性大。具体缝合方法为：距子宫切口右侧顶点下缘 3 cm 处进针，缝线穿过宫腔至切口上缘 4 cm 处出针，将缝线拉至宫底，在距右侧宫角约 3~4 cm 处垂直绕向后壁，在与前壁相同的部位进针至宫腔内；然后再横向拉至左侧，在左侧宫体后壁（与右侧进针点相同部位）出针，将缝线垂直绕过宫底至子宫前壁，分别缝合左侧子宫切口的上、下缘（进出针的部位与右侧相同）。近年出现了多种改良的子宫压迫缝合术如 Hayman 缝合术、Cho 缝合术、Pereira 缝合术等。可根据不同情况选择不同的缝合术。

（5）结扎盆腔血管：以上治疗无效时，可行子宫动脉上行支结扎，必要时行髂内动脉结扎及卵巢动脉结扎术。

（6）髂内动脉或子宫动脉栓塞：行股动脉穿刺插入导管至髂内动脉前干或子宫动脉，注入吸收性明胶海绵颗粒栓塞动脉。栓塞剂可于2~3周后吸收，血管复通。适用于产妇生命体征稳定时进行。

（7）切除子宫：经积极抢救无效、危及产妇生命时，应果断行子宫次全切除或子宫全切除术，以挽救产妇生命。

2. 胎盘因素

胎儿娩出后，疑有胎盘滞留时，立即做宫腔检查。若胎盘已剥离则应立即取出胎盘。胎盘和胎膜残留可行钳刮术或刮宫术。若胎盘粘连，可试行徒手剥离胎盘后取出。若剥离困难疑有胎盘植入，停止剥离，根据病人出血情况及胎盘剥离面积行非手术治疗或子宫切除术。

（1）非手术治疗：适用于孕产妇一般情况良好，无活动性出血；胎盘植入面积小、子宫壁厚、子宫收缩好、出血量少者。可采用局部切除、宫腔纱条填塞、髂内动脉或子宫动脉栓塞术等治疗。非手术治疗过程中应用彩色多普勒超声密切监测胎盘大小及周围血流变化、观察阴道出血情况以及是否有感染，如出血增多或感染，应用抗生素，同时行清宫或子宫切除术。

（2）切除子宫：如有活动性出血、病情加重或恶化、穿透性胎盘植入时应切除子宫。需要注意的是，胎盘全部植入时可无活动性出血或出血较少，此时忌强行剥离胎盘而造成大量出血，最安全的处理是切除子宫。如瘢痕子宫合并前置胎盘时，尤其是胎盘附着于子宫瘢痕处（凶险性前置胎盘）时，应做好充分的术前准备或转诊至有条件的医院。

3. 软产道损伤

应彻底止血，按解剖层次逐层缝合裂伤。软产道血肿应切开血肿、清除积血，彻底止血、缝合。

（1）宫颈裂伤：疑为宫颈裂伤时应在消毒下暴露宫颈，用两把卵圆钳并排钳夹宫颈前唇并向阴道口方向牵拉，沿宫颈一周逐步移动卵圆钳，直视下观察宫颈情况，裂伤浅且无明显出血，可不予缝合，裂伤深且出血多，应用可吸收缝线缝合。缝合时第一针应从裂口顶端稍上方开始，最后一针应距宫颈外侧端 0.5 cm处止，以减少日后发生宫颈口狭窄的可能性。若裂伤累及子宫下段经阴道难以修补时，可开腹行裂伤修补术。

（2）阴道裂伤：缝合时应注意缝至裂伤顶部，避免遗留死腔，也要避免缝线穿过直肠，缝合要达到组织对合好及止血的效果。

（3）会阴裂伤：按解剖层次缝合肌层及黏膜下层，最后缝合阴道黏膜及会阴皮肤。

4. 凝血功能障碍

首先应排除子宫收缩乏力、胎盘因素、软产道损伤等原因引起的出血。尽快输血、血浆、血小板、冷沉淀、纤维蛋白原或凝血酶原复合物、凝血因子等。若并发 DIC 应按 DIC 处理，也应注意并发内科疾病的对症处理。

（三）失血性休克处理

根据出血量判断休克程度，在积极止血的同时行抗休克治疗，包括建立多条静脉通道，快速补充血容量；监测生命体征，吸氧，纠正酸中毒，必要时使用升压药物以保障重要脏器的功能；注意预防感染，使用抗生素。

【预防】

（一）产前预防

做好系统围生保健，对有可能发生产后出血的高危人群进行一般转诊和紧急转诊，防止产后出血的发生，并做好抢救措施。

(二) 产时预防

消除孕妇分娩时的紧张情绪，密切观察产程进展，防止产程延长。正确处理第二、第三产程，尽早使用缩宫素。

(三) 产后预防

积极处理第三产程，包括：①在胎儿娩出后即注射缩宫素或其他宫缩剂。②可控性牵拉脐带，方法为：新生儿娩出后1~3分钟或脐带停止搏动后，一手牵拉脐带，另一只手置于耻骨联合上固定子宫，并在牵拉脐带时，使用反作用力，使脐带保持一定张力，待出现强的宫缩时，嘱产妇用力，轻柔向下牵拉脐带，同时宫底部采用持续的反作用力。如果可控性牵拉脐带，30~40秒胎盘仍未娩出，则停止牵拉脐带，等待下一次强宫缩来临时，重复牵拉动作。③胎盘娩出后有效按压子宫。

因产后出血多发生在产后2小时内，故胎盘娩出后，应分别在第15分钟、30分钟、60分钟、90分钟、120分钟监测生命体征，按压子宫，监测阴道出血量、子宫高度、膀胱充盈情况。及早发现出血和休克。鼓励产妇排空膀胱，与新生儿早接触、早吸吮，以便能反射性引起子宫收缩，减少出血量。

第六章 产褥期及产褥期疾病

产褥期为产妇各系统恢复时期,一些潜在的病变可在产褥期出现(如抑郁症或感染等)。同时,也可由产妇及其家人的习俗处理引起病变(如中暑)。

第一节 正常产褥

从胎盘娩出至产妇全身各器官除乳腺外恢复至妊娠前状态,包括形态和功能,这一阶段称为产褥期,一般规定为6周。

【产褥期母体的生理变化】

(一)生殖系统

产褥期变化最大的是生殖系统,其中又以子宫的变化为最大。

1. 子宫复旧

子宫在胎盘娩出后逐渐恢复至未孕前状态的过程,称为子宫复旧。需时6~8周。

(1)宫体变化:肌细胞数量无明显变化,但肌细胞长度和体积却明显缩小,其多余的细胞质变性自溶。因此,随着肌纤维的不断缩复,子宫体积逐渐缩小。胎盘娩出后子宫大小一般为17 cm×12 cm×8 cm,重量约1000 g,产后1周时重量降为500 g,产后2周时降为300 g,产后6周一般恢复至孕前大小(约50 g)。胎盘娩出时,胎盘附着部蜕膜海绵层随胎盘娩出。胎盘附着表面粗糙,分娩后

2~3日，蜕膜浅层细胞发生退行性变，坏死脱落，形成恶露的一部分；深层保留的腺体和间质细胞迅速增殖，成为新的子宫内膜。产后第3周除胎盘附着部位以外的子宫内膜基本修复，胎盘附着部位的内膜修复约需至产后6周。子宫肌层间的血管由于肌层收缩而被压缩变长，随后闭塞形成血栓，最终被机化吸收。

（2）子宫下段变化：产后几周内，被动扩张、拉长的子宫下段缩复，恢复至非孕时的子宫峡部。

（3）宫颈变化：胎儿娩出后，宫颈外口如袖口状，产后2~3日宫口可容2指，产后1周宫口关闭，宫颈管复原，产后4周左右宫颈恢复至孕前形态。常因产时宫颈左右两侧（3点及9点处）撕裂，愈合后宫颈外口呈一字形裂（已产型）。

2. 阴道、外阴的变化

阴道受胎先露部压迫，在产后最初几日内可出现水肿，阴道壁松软、平坦，弹性较差。阴道黏膜皱襞消失，产后阴道壁水肿逐渐消失，弹性恢复。阴道黏膜上皮恢复到正常孕前状态需等到排卵恢复。

阴道分娩后外阴出现水肿，产后数日内消退。处女膜因分娩时撕裂而成为残缺不全的痕迹；阴唇后联合可有轻度裂伤，缝合后3~5日能愈合。

3. 盆底组织

分娩可造成盆底组织（肌肉及筋膜）扩张过度，弹性减弱，一般产褥期内可恢复。但分娩次数过多，间隔时间过短，盆底组织松弛，较难完全恢复正常，这也是导致子宫脱垂、阴道壁膨出的重要原因。

（二）乳房

乳房的主要变化为泌乳。由于分娩后雌、孕激素水平急剧下降，抑制了催乳素抑制因子的释放，在催乳素的作用下，乳房腺细胞开始分泌乳汁。婴儿每次吸吮刺激乳头时，催乳素呈脉冲式释放，促进乳汁分泌。吸吮乳头还可反射性地引起神经垂体释放缩宫素，进而促进乳汁排出，此过程又称为喷乳反射。乳汁产生的数量和产妇足够睡眠，充足营养，愉悦情绪和健康状况密切相关。产后7日内分泌的乳汁，称为初乳，初乳色偏黄是由于含有较多β-胡萝卜素的缘故。

母乳中含有丰富的营养物质，尤其是初乳中含有大量抗体，有助于新生儿抵抗疾病的侵袭。母乳中还含有丰富的蛋白和脂肪，多种免疫物质、矿物质、维生素和酶，对新生儿的生长发育有重要的作用，是新生儿的最佳天然食物。

（三）循环系统

子宫胎盘循环结束后，大量血液从子宫进入产妇的体循环，加之妊娠期潴留在组织中的液体亦进入母体血液循环中。产后72小时内，产妇血液循环量增加15%~25%，尤其是最初24小时，因此产后72小时内心脏负担明显加重，应注意预防心衰的发生。一般产后2~3周，血液循环量恢复到孕前水平。

（四）血液系统

产褥早期仍处于高凝状态，有利于子宫创面恢复、预防产后出血，此时需注意防止深静脉血栓、肺栓塞及化脓性盆腔血栓性静脉炎。白细胞总数于产褥早期仍较高，一般1~2周内恢复正常。血小板亦逐渐上升恢复正常。产褥早期可继续贫血，一般产后10日血红蛋白上升，红细胞沉降率于分娩后逐渐恢复至正常。

（五）泌尿系统

产后第1周，一般为多尿期，因孕期潴留在体内的大量液体在产褥早期主要通过肾排出。由于分娩过程中膀胱受压，黏膜充血水肿对尿液刺激敏感性下降以及外阴疼痛使产妇不愿用力排尿，可出现一过性尿潴留，尤其在产后最初12小时内。

(六) 消化系统

产后1~2周内消化功能逐渐恢复正常。产褥早期胃肠肌张力仍较低,产妇食欲欠佳.喜进汤食,加之产妇活动少,肠蠕动减弱,容易发生便秘。

(七) 内分泌系统

产后1周,产妇血清中雌、孕激素水平恢复到孕前水平。产后2周内血中hCG已测不出。胎盘分泌的胎盘生乳素,一般在产后6小时内消失,血中不再能测出。产后6周FSH、LH逐渐恢复,但哺乳产妇其高PRL值会抑制FSH和LH的分泌,不哺乳产妇一般产后6~10周恢复排卵。甲状腺功能在产后1周恢复正常。肾上腺皮质功能分娩后逐渐下降,约产后4日恢复正常。排卵的恢复与是否哺乳及哺乳时间长短有关,哺乳产妇一般在哺乳阶段无月经来潮,但可以有排卵。

(八) 免疫系统

在产褥期,机体免疫功能逐渐恢复,NK细胞和淋巴因子激活的杀伤细胞活性增加,有利于对疾病的防御。但需注意在产褥早期,免疫力仍较低,应预防感染。

【产褥期临床表现】

(一) 生命体征

正常产妇,产后生命体征在正常范围。产后24小时内,体温略升高但不超过38℃,可能与产程较长致过度疲劳有关。产后3~4日可能会出现"泌乳热",乳房充血影响血液和淋巴回流,乳汁不能排出,一般不超过38℃。产后心率在正常范围内。血压于产褥期恢复正常水平,妊娠期高血压疾病病人产后仍应监测血压,预防产后子痫的发生。产后呼吸恢复为胸腹式呼吸。

(二) 子宫复旧和宫缩痛

胎盘娩出后,子宫收缩呈圆形,宫底即刻降至脐下一横指,产后1日略上升至脐平,以后每日下降 1~2 cm,产后10日降至盆腔内。剖宫产产妇术后子宫复旧速度慢于自然分娩者。产后哺乳吸吮乳头反射性地引起缩宫素分泌增加,故子宫下降速度较不哺乳者为快。产后子宫收缩引起的疼痛,称为宫缩痛。经产妇宫缩痛较初产妇明显,哺乳者较不哺乳者明显。宫缩痛一般不需特殊用药,必要时可酌情给予镇痛剂。

(三) 褥汗

产后1周内,孕期潴留的水分通过皮肤排泄,在睡眠时明显,产妇醒来满头大汗,习称"褥汗",不属病态。

(四) 恶露

产后随子宫蜕膜脱落,含有血液及坏死蜕膜等组织经阴道排出,称为恶露。根据其颜色及内容物分为血性恶露、浆液性恶露、白色恶露。正常恶露有血腥味,但无臭味,一般持续 4~6 周,总量可达 500 mL。若有胎盘、胎膜残留或感染,可使恶露时间延长,并有臭味。

【产褥期处理】

产褥期母体各系统发生许多变化,如果不能正确处理产褥期的这些变化,则可能由生理变化转为病理状态。

(一) 产后1周

重点仍是血压、心率、体温、呼吸,有内科合并症应注意对相应疾病的观察和处理,同时应预防晚期产后出血,鼓励产妇尽早下床适当活动防止血栓发生。

(二) 营养与饮食

产妇胃肠功能恢复需要一定时间,产后建议少量多餐,以清淡、高蛋白质饮食为宜,同时注意补充水分。

(三) 排尿与排便

产后应鼓励产妇尽早自行排尿,产后 4 小时即应让产妇自行排尿。若排尿困难,可采用以下方法:①温开水冲洗会阴,热敷下腹部刺激膀胱肌收缩;②针刺两侧气海、关元、阴陵泉、三阴交等穴位;③肌注新斯的明 1 mg 兴奋膀胱逼尿肌,促进排尿。上述处理无效时,可留置导尿管 2~3 日。产妇活动少,肠蠕动减弱,易发生便秘,应多吃富含纤维素的食物。对便秘者可口服适量缓泻剂,如乳果糖。

(四) 观察子宫复旧及恶露

产后 1 周内应于每日大致相同时间手测宫底高度,以了解子宫复旧情况。测量前应嘱产妇排尿。每日观察恶露颜色、数量及气味。若子宫复旧不全,恶露增多,红色恶露持续时间较长时,应及早给予子宫收缩剂。若合并感染,恶露有臭味且有子宫压痛,应给予广谱抗生素控制感染。

(五) 会阴处理

保持外阴清洁,会阴缝线一般于产后 3~5 日拆线。若会阴伤口感染,应提前拆线、充分引流或行扩创处理,并定时换药。

(六) 乳房护理

世界卫生组织(WHO)提倡母乳喂养,母婴同室,早接触,早吸吮,应于产后 30 分钟内开始哺乳,尽早刺激乳房,建立泌乳反射。母乳喂养的原则是"按需哺乳"。在产褥期如出现乳房胀痛,可用热毛巾敷乳房并按摩,促使乳液畅流，必要时可用吸乳器将乳汁吸出。初产妇若出现乳头皲裂，可用少量乳汁涂抹在乳头和乳晕上，短时间暴露和干燥乳头，因乳汁既具抑菌作用，又具有促进表皮修复的作用。

如果由于医源性因素不能哺乳，应尽早退奶。最简单的退奶方式是停止哺乳，不排空乳房，少食汤汁，但有半数产妇会感到乳房胀痛。常用退奶方式有：①生麦芽60~90g，煎服，每日1剂，连用3~5日；②芒硝250g，分装两纱布袋内，敷于两乳房，湿硬时更换；③维生素B_6 200 mg，每日3次，连服3天。目前一般不推荐用雌激素或澳隐亭退奶。

（七）产褥中暑

为产褥期间产妇在高温、高湿和通风不良的环境中体内余热不能及时散发，引起以中枢性体温调节功能障碍为特征的急性热病。表现为高热、水电解质代谢紊乱、循环衰竭和神经系统功能损害等。处理关键为降低病人的体温，及时纠正脱水、电解质紊乱及酸中毒，积极防治休克。

【产后随访】

包括产后随访和产后健康检查。

（一）产后随访

产妇出院后3日、产后14日及28日由社区医疗保健人员进行家庭访视。医务人员应做到：①了解产妇的饮食起居、睡眠等情况，同时了解产妇的心理状态，对有合并症的产妇要了解原发病及治疗情况；②检查两侧乳房并了解哺乳情况；③检查子宫复旧及观察恶露；④观察会阴伤口或腹部伤口愈合情况；⑤了解新生儿生长、喂养、预防接种情况，指导哺乳。

（二）产后健康检查

产后42日应去分娩医院进行产后健康检查，包括：①全身检查：血压、心率、血常规、尿常规；②若有内科合并症或产科并发症，需做相应检查；③妇科检查了解子宫复旧，观察恶露并检查乳房；④婴儿全身体格检查；⑤计划生育指导。

【计划生育指导】

产褥期内不宜性生活，产后42日可以有排卵，哺乳者应以器具避孕为首选，也可选择皮下埋植避孕。不哺乳者，避孕方法的选择同普通育龄期妇女。

【小结】

产褥期指从胎盘娩出至产妇全身各器官除乳腺外恢复至妊娠前状态，包括形态和功能，一般为6周。产后42天应到分娩医院行产后检查。子宫复旧需时6~8周。宫颈于产后4周左右恢复至孕前形态。产后72小时内心脏负担明显加重，应注意预防心衰的发生。一般产后2~3周，血液循环量恢复到孕前水平。哺乳妇女一般在哺乳阶段闭经，但可以有排卵，应注意避孕。

第二节　产褥感染

产褥感染是指产褥期内生殖道受病原体侵袭而引起局部或全身的感染。产褥病率是指分娩结束24小时以后的10日内，每日用口表测4次体温，每次间隔4小时，其中有2次体温达到或超过38℃。产褥病率多由产褥感染所引起，亦可由泌尿系统感染、呼吸系统感染及乳腺炎等引起。

【病因】

女性生殖道对细菌的侵入有一定的防御功能，其对入侵病原体的反应与病原体的种类、数量、毒力及机体的免疫力有关。妇女阴道有自净作用，羊水中含有抗菌物质。妊娠和正常分娩通常不会增加感染机会。只有在机体免疫力、细菌毒力和细菌数量3者之间的平衡失调时，才会增加产褥感染的机会，导致感染发生。诱因有：胎膜早破、产程延长、孕期生殖道感染、严重贫血、产科手术操作、产后出血等因素。

【病原体】

正常妇女阴道寄生大量细菌，包括需氧菌、厌氧菌、真菌及衣原体、支原体。细菌可分为致病菌和非致病菌。有些非致病菌在一定条件下可以致病称为条件致病菌，但即使是致病菌也需达到一定数量或机体免疫力下降时才会致病。

(一) 需氧菌

1. 链球菌

以 β-溶血性链球菌致病性最强，可引起严重感染。近年来 B 族链球菌感染有明显上升趋势。

2. 杆菌

以大肠埃希菌、克雷伯氏菌属、变形杆菌属多见，可产生内毒素，引起菌血症或感染性休克。因此，产褥感染若出现菌血症或感染性休克，则多考虑杆菌感染。

3. 葡萄球菌

主要为金黄色葡萄球菌和表皮葡萄球菌，多为外源性感染。金黄色葡萄球菌引起的感染一般较严重。

(二) 厌氧菌

厌氧菌感染通常为内源性，来源于宿主全身的菌群，厌氧菌感染的主要特征为化脓，有明显的脓肿形成及组织破坏。

1. 球菌

以消化球菌和消化链球菌最常见。当有产道损伤、局部组织坏死时，可迅速繁殖而致病。

2. 杆菌属

常见的厌氧性杆菌为脆弱类杆菌。常形成局部脓肿，产生大量脓液，有恶臭味。感染还可引起化脓性血栓静脉炎。

3. 梭状芽孢杆菌

主要是产气荚膜杆菌，引起的感染轻者为子宫内膜炎、腹膜炎、败血症，重者可引起溶血、黄疸、血红蛋白尿、急性肾衰竭、循环衰竭、气性坏疽而死亡。

(三) 支原体与衣原体

支原体和衣原体均可在女性生殖道内寄生，可引起生殖道的感染，多无明显症状。此外，通过性传播疾病引起的淋病奈瑟菌感染，也可导致产褥感染。

【感染途径】

(一) 内源性感染

寄生于产妇阴道和直肠内的细菌，在一定的条件下，如细菌繁殖能力增加或机体抵抗力下降、细菌进入宫腔、产道裂伤、胎膜早破等，可转化为致病菌引起感染。

(二) 外源性感染

外界的病原菌进入产道所引起的感染，其细菌可以通过医务人员、消毒不严或被污染的医疗器械及产妇临产前性生活等途径侵入机体。

【临床表现及病理】

(一) 急性外阴、阴道、宫颈炎

会阴裂伤及后-斜切开部位是会阴感染的最常见部位，会阴部可出现疼痛，局部伤口充血、水肿，并有触痛及波动感，严重者伤口边缘可裂开，产妇活动受限。阴道若有感染，可出现阴道部疼痛，严重者可有畏寒、发热，阴道黏膜充血、水肿，甚至出现溃疡坏死。宫颈裂伤引起的炎症，症状多不明显，若深度达穹隆部及阔韧带底部，又未及时缝合，则病原体可直接上行或通过淋巴播散引起盆腔结缔组织炎。

(二) 子宫感染

产后子宫感染包括急性子宫内膜炎、子宫肌炎。细菌经胎盘剥离面侵入，先扩散到子宫蜕膜层引起急性子宫内膜炎。炎症可继续侵犯浅肌层、深肌层乃至浆膜层，导致子宫肌炎。由于子宫内膜充血、坏死，阴道内有大量脓性分泌物且有臭味。若为子宫肌炎，则子宫复旧不良。体检腹部有压痛，尤其是宫底部，可伴发高热、头痛、白细胞增多等感染征象。

(三) 急性盆腔结缔组织炎

和急性附件炎感染沿淋巴管播散引起盆腔结缔组织炎和腹膜炎，可波及输卵管、卵巢，形成附件炎。如未能有效地控制炎症，炎症可继续沿阔韧带扩散，直达侧盆壁、髂窝、直肠阴道隔。可出现持续高热、寒战、腹痛、腹胀，检查下腹部有明显压痛、反跳痛及腹肌紧张，宫旁组织增厚，有时可触及肿块，肠鸣音减弱甚至消失；白细胞持续升高，中性粒细胞明显增加。

(四) 急性盆腔腹膜炎

及弥漫性腹膜炎炎症扩散至子宫浆膜，形成急性盆腔腹膜炎，继而发展为弥漫性腹膜炎，出现全身中毒症状，病情危重。

（五）血栓静脉炎

多由厌氧性链球菌引起。炎症向上蔓延可引起盆腔内血栓静脉炎，可累及子宫静脉、卵巢静脉、髂内静脉、髂总静脉，盆腔静脉炎向下扩散可形成下肢深静脉炎。早期表现为下腹痛，尔后向腹股沟放射。当下肢血栓静脉炎影响静脉回流时，可出现肢体疼痛、肿胀、局部皮肤温度上升，皮肤发白，习称"股白肿"。若小腿深静脉有栓塞，可有腓肠肌和足底部压痛。小腿浅静脉炎症时，可出现水肿和压痛。若患侧踝部、腓肠肌部和大腿中部的周径大于健侧 2 cm 时，则可作出诊断。血栓静脉炎可表现为反复高热、寒战、下肢持续性疼痛。

（六）脓毒血症和败血症

感染血栓脱落进入血液循环，可引起脓毒血症。若细菌大量进入血液循环并繁殖形成败血症，表现为持续高热、寒战、全身中毒症状明显，甚至休克危及生命。

【诊断与鉴别诊断】

（一）病史

详细询问病史及分娩经过，对产后发热者，合并有贫血、营养不良、胎膜早破、产程延长、频繁阴道检查史、产伤、胎盘残留的产妇，应首先考虑为产褥感染。

（二）全身及局部检查

仔细检查腹部、盆腔及会阴伤口，可基本确定感染的部位和严重程度。辅助检查如超声、CT、磁共振成像等检测手段，能够了解由感染形成的炎性肿块、脓肿的位置及性状。

(三) 实验室检查

C-反应蛋白、降钙素原等异常有助于早期诊断。宫腔分泌物、脓肿穿刺物、后穹隆穿刺物作细菌培养和药敏试验，确定病原体。必要时需做血尿培养和厌氧菌培养。

(四) 鉴别诊断

主要应和上呼吸道感染、急性乳腺炎、泌尿系统感染相鉴别。

【治疗】

(一) 一般治疗

加强营养，给予足够的维生素，补液纠正水、电解质失衡。若有严重贫血可输血治疗。产妇宜取半卧位，有利于恶露引流和使炎症局限于盆腔内。

(二) 抗生素治疗

未能明确病原体时，应根据临床表现及临床经验选用广谱抗生素，待细菌培养和药敏试验结果再作调整。抗生素使用原则：应选用广谱抗生素，同时能作用于革兰阳性菌、革兰阴性菌、需氧菌和厌氧菌的抗生素。青霉素及甲硝唑联合应用为首选，头孢菌素类抗生素抗菌谱广，抗菌作用强，肾毒性小，也属首选之列。应用抗生素72小时，体温无持续下降，应及时重新评估，酌情更换抗生素。中毒症状严重者，同时短期给予肾上腺皮质激素，提高机体应激能力。

(三) 中医治疗

根据情况辨证选择活血化瘀中药治疗。

(四) 引流通畅

若经抗生素治疗48~72小时，体温仍持续不退，腹部症状、体征无改善，应考虑感染扩散或脓肿形成。如疑盆腔脓肿，可经腹或后穹隆切开引流。会阴伤口或腹部切口感染，应行切开引流术。

（五）血栓静脉炎的治疗

可使用肝素、尿激酶等药物治疗，用药期间监测凝血功能。

（六）手术治疗

如有胎盘残留，在有效抗感染的同时清除宫腔内残留物。如子宫严重感染，炎症继续扩展，出现不能控制的败血症、DIC，应及时行全子宫切除术。

【预防】

（1）加强孕期保健及卫生宣传教育工作，临产前2个月内避免盆浴和性生活，积极治疗贫血等内科合并症。

（2）待产室、产房及各种器械均应定期消毒。严格无菌操作，减少不必要的阴道检查及手术操作，认真观察并处理好产程，避免产程过长及产后出血。产褥期应保持会阴清洁，每日擦洗2次。加强对孕产妇的管理，避免交叉感染。

（3）预防性应用抗生素。对于阴道助产及剖宫产者，产时或产后预防性应用抗生素，对于产程长、阴道操作次数多及胎膜早破、有贫血者，也应预防性应用抗生素。

（4）降低剖宫产率，尽量减少指征不明确的剖宫产及社会因素而行的剖宫产术。

参考文献

［1］ 王泽华，丁依玲. 妇产科学［M］. 北京：中国医药科技出版社，2019.

［2］ 郎景和. 妇产科学新进展［M］. 北京：中华医学电子音像出版社，2021.

［3］ 郎景和. 中华医学百科全书·临床医学妇产科学［M］. 北京：中国协和医科大学出版社，2020.

［4］ 严滨，吕悔怡. 妇产科学：高级医师进阶［M］. 北京：中国协和医科大学出版社，2016.